HEYNE <

Das Buch

Die bekannte Leipziger Hexe Claire zeigt, dass man nicht zwangsläufig nach asiatischen Methoden greifen muss, wenn man sich für alternative Heilmethoden interessiert. Auch in unserem Kulturraum verfügten Hexen und Heiler schon immer über wirksames Heilwissen, das auch heute noch in manchen ländlichen Gebieten sehr erfolgreich angewendet wird. Claire hat diese alten magischen Techniken, Rituale und Weisheiten zusammengetragen. Übersichtlich geordnet, mit Symptomlisten von A-Z, einem farbigen Bildteil zu den Heilsteinen und vielen praktischen Übungen, stellt sie die fast vergessenen Methoden einheimischer magischer Heilkunst vor und macht sie praktisch anwendbar für den modernen Menschen.

Die Autorin

Aufgewachsen inmitten einer reichen Fülle von alten, geheimnisvollen Bräuchen, interessierte sich Claire schon früh für die spirituelle Kraft der weißen Magie. Heute ist die Lebensberaterin und praktizierende Hexe eine der erfolgreichsten Autorinnen zum Thema Magie.

Besuchen Sie Clairs Homepage:
www.hexe-claire.de

CLAIRE

MAGISCHE HEILKUNST

Das uralte Wissen der Hexen und Heiler für Menschen von heute

EIN HANDBUCH

WILHELM HEYNE VERLAG
MÜNCHEN

Das vorliegende Buch ist sorgfältig erarbeitet worden.
Dennoch erfolgen alle Angaben ohne Gewähr. Weder Autorin noch Verlag können für eventuelle Nachteile oder Schäden, die aus den im Buch gemachten praktischen Hinweisen resultieren, eine Haftung über-nehmen.

Sollte diese Publikation Links auf Webseiten Dritter enthalten, so übernehmen wir für deren Inhalte keine Haftung, da wir uns diese nicht zu eigen machen, sondern lediglich auf deren Stand zum Zeitpunkt der Erstveröffentlichung verweisen.

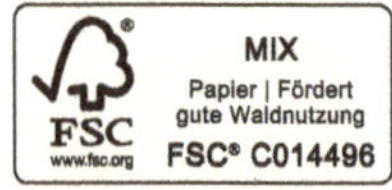

Penguin Random House Verlagsgruppe FSC® N001967

5. Auflage
Taschenbucherstausgabe 05/2017

Fotografien Bildteil: Stephan John
Redaktion: Karin Weingart
Umschlaggestaltung: Guter Punkt, München
Bordüren:© krishnapriya/thinkstock
Ornamente: © luneelena/thinkstock
Hintergrund: © Raquielle/thinkstock
Satz: Satzwerk Huber, Germering
Druck und Bindung: GGP Media GmbH, Pößneck
ISBN 978-3-453-70331-5

www.heyne.de

Inhalt

Anhang

Gesundheit!

Auch wenn viele beim Wort »Magie« zuerst an Liebeszauber und Ähnliches denken, war die Magie unserer Vorfahren doch vor allem eine Magie des Heilens. Gesundheit und Wohlergehen der Bewohner eines Hofes bildeten die Grundlage für alles Weitere. Und obwohl sich die Zeiten ändern, bleiben die wesentlichen Bedürfnisse des Menschen doch gleich. Damals wie heute ist Gesundheit das kostbarste Gut, selbst wenn einem dies manchmal erst bewusst wird, wenn sie Schaden erlitten hat.

Ich komme aus einer Familie mit einem geradezu erblichen Interesse für die Dinge zwischen Himmel und Erde; somit waren für mich schon als Kind Kräuterkunde, kleine magische Handlungen zur Linderung von Beschwerden oder bestimmte Sprüche völlig normal. Und wie es so ist, wenn man mit etwas ganz selbstverständlich groß wird: Man nimmt es nicht als außergewöhnlich wahr.

Erst in der Schule und später während des Studiums wurde mir klar, dass es nicht selbstverständlich ist zu wissen, mit welchem Tee man welche Beschwerden gleich beim ersten Anflug vertreiben kann oder dass es Sprüche gibt, die mehr als nur Worte sind. Ich merkte es an der Verwunderung der anderen, wenn ich einen bestimmten Tee oder eine Pflanzensalbe vorschlug. Da ich deshalb öfter komisch angeschaut wurde, hielt ich mich mit der Zeit damit zurück und sprach nur noch dort davon, wo es ganz normal war: in der Familie und bei guten Freunden.

Als ich mit meiner spirituellen Arbeit nach außen trat, war es mit dem Kartenlegen, mit Kursen und meinen Büchern. Das Thema Heilung blieb stets im Hintergrund, denn insgeheim nagten die früheren Erfahrungen immer noch an mir.

Irgendwann jedoch wollte ich die Augen nicht mehr davor verschließen, dass sich die Zeiten gewandelt haben und inzwischen ein reges Interesse an altem Wissen besteht. Mittlerweile wird in einigen Krankenhäusern ergänzend mit traditioneller chinesischer Medizin gearbeitet, und niemand gilt mehr als »esoterischer Spinner«, wenn er sich akupunktieren lässt.

Ich wirke weiterhin nur in der Familie, das spürbare Interesse vieler Ratsuchender an diesem Thema aber hat mich dazu bewogen, das alte Wissen zusammenzutragen und aufzuschreiben.

Dabei gehe ich davon aus, dass die goldene Mitte das Ziel ist: Das Spirituelle kümmert sich um Seele und Geist, die weltliche Medizin um den Körper – wobei die Übergänge natürlich fließend sind. Eine spirituelle oder magische Kur kann in manchen Fällen die Selbstheilungskräfte so stark anregen, dass Tabletten & Co. außen vor bleiben können. Umgekehrt kann eine Operation oder ein Medikament genauso positiv und heilsam wirken und neben dem Körper auch Seele und Geist des Patienten wieder in Harmonie bringen. Es geht nicht darum, das eine über das andere zu stellen, sondern darum, klug und umsichtig zu handeln.

Dieses Buch soll auch den Respekt für die letzten Schamanen unserer eigenen Kultur ausdrücken, die oft übersehen werden. Sie sind nicht darauf aus, mit immer neuen Methoden Trends zu kreieren, vielmehr greifen sie auf Altbewährtes zurück, das man anhand von geschichtlichen Funden bisweilen über Jahrhunderte und Jahrtausende nachverfolgen kann.

Ich möchte aber noch mehr erreichen, als altes Wissen ans Licht zu holen; ich möchte die Leser auch dazu ermutigen, Heilung wieder in die eigenen Hände zu nehmen und Vertrauen in sich selbst zu entwickeln.

Es geht also auch um ein Stück Demokratisierung der spirituellen Heilarbeit. Das ist wichtig, denn nur wer über Informationen verfügt und ein gewisses Selbstvertrauen entwickelt hat, kann bewusste Entscheidungen treffen und ist weitestgehend vor Angstmacherei gefeit.

Was dabei das Wichtigste ist: Hinterfrage – oder besser: hinter*fühle* – auf deinen Wegen alles, auch das, was du in diesem Buch liest. Es gibt kein Schema F, das bei jedem wirkt und pauschal immer gleich gute Resultate erzielt. In den letzten Jahren hat das Gefühl vieler Menschen für Eigenverantwortung, für ihren Körper, die Seele und den Geist zugenommen. Das ist eine gute Entwicklung, die stark macht für bewusste Entscheidungen.

Wohin die Wege des Lebens meine Leser/-innen auch führen mögen: Denkt immer daran, dass nicht nur Krankheit, sondern auch Gesundheit ansteckend ist.

Noch ein Wort zur »Geschlechterfrage«: Um die Lesbarkeit nicht zu gefährden, habe ich mich entschieden, beide Formen zu mischen. Wenn die männliche Form verwendet wird, sind in aller Regel auch die Frauen gemeint und umgekehrt.

HEILEN UND HEILER

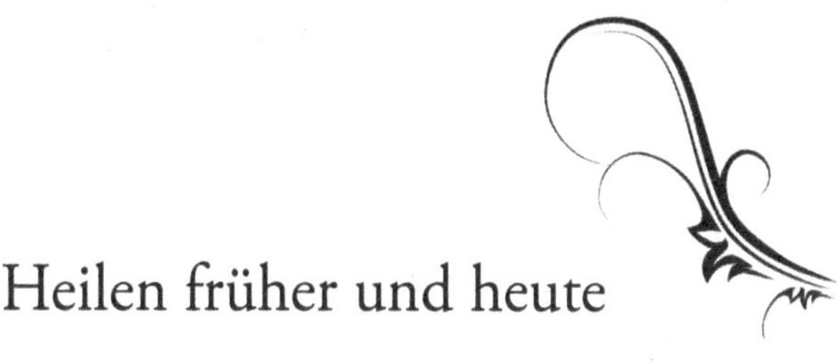

Heilen früher und heute

In diesem Buch wird es um traditionelle Heilanwendungen gehen, wie sie von unseren Vorfahren praktiziert wurden. Doch bevor es richtig losgeht, gestattet mir bitte noch ein, zwei Bemerkungen.

Beim Thema Heilen schweifen die Blicke vieler Suchender in Richtung Osten, nach Indien, China oder Japan. Chakrenarbeit, Pranaheilung, Reiki und manches mehr erfreut sich hierzulande großer Beliebtheit. Auch nord- und südamerikanische oder afrikanisch inspirierte Heilsysteme werden eifrig studiert und ausprobiert.

Wenn man das von außen betrachten würde, könnte man den Eindruck gewinnen, in unseren Breiten wäre nichts Substanzielles zum Thema Heilung entstanden, da überall nach Heilmethoden gesucht wird, nur nicht vor der eigenen Haustür.

Ich habe übrigens nichts gegen Ansätze, die außerhalb unseres Kulturkreises entstanden sind, und wende manche davon selbst gern an. Es geht mir in diesem Buch also keineswegs darum, die einheimischen Heilwege als das Nonplusultra darzustellen (was auch ziemlich engstirnig wäre) – zumal man statt »einheimisch« getrost »europäisch« sagen darf, da sich viele Anwendungen und Heilsprüche beinahe identisch auf unserem ganzen Kontinent wiederfinden. Einige Verfahrensweisen ähneln einander sogar weltweit in einem Maße, dass man sie als schlichtweg universell bezeichnen muss.

Dass unsere Horizonte heute so weit gesteckt sind, ist ein großes Geschenk. Und selbstverständlich hätten unsere Vorfahren die Möglichkeiten, die sich daraus ergeben, ebenfalls ausgeschöpft, wenn sie ihnen zur Verfügung gestanden hätten.

Ich möchte einen Beitrag dazu leisten, dass unsere eigenen magischen Heiltraditionen nicht übersehen oder gar gering geschätzt werden. Manchmal scheint es nämlich so, und diese Entwicklung hat vor allem zwei Gründe: Zum einen lieben Menschen alles Exotische. Das Fremde, das Außergewöhnliche und Ungewohnte zieht die Aufmerksamkeit stärker auf sich als das, wovon man im Alltag umgeben ist. Ob man es so genau kennt, das sei einmal dahingestellt, aber man meint es zumindest zu kennen. Auf der anderen Seite sorgt auch die Zurückhaltung vieler Praktizierender dafür, dass ihr altes Wissen fast unbekannt ist oder mit ihnen stirbt, weil sich niemand gefunden hat, der ihre Arbeit weiterführt. Denn auch wenn das Thema Heilung aktuell ist wie eh und je, haben die echten, oft recht im Verborgenen praktizierenden Heilerinnen und Heiler bis heute oft ihre liebe Not, die richtigen Leute zu finden, an die sie ihr Wissen weitergeben können.

Es gibt eine Trennlinie zwischen der schillernden Welt der Workshops, Seminare und Coachings und den eher leise Praktizierenden der heilenden Volksmagie. Letztere zeigen sich fast nie in den Medien, sie arbeiten vor allem im direkten Umfeld ihres Ortes, und man erfährt von ihnen nur durch Mundpropaganda, zumal sie, was ihre Kunst betrifft, nicht unbedingt die Gesprächigsten sind.

Das hat gute Gründe, denn auch der vernünftigste Heiler, der die Leute gegebenenfalls rechtzeitig zum Arzt schickt, über großes Können verfügt und nur lautere Absichten verfolgt, ist vor rechtlichen Problemen nicht geschützt.

Vor einer Weile ging die Geschichte eines schwäbischen Volksheilers durch die Presse, der auf einem Bauernmarkt als Händler arbeitet und für eine von Kopfschmerzen geplagte Frau ein Gebet sprach. Er hat kein Geld angenommen und keine Heilaussagen getroffen. Trotzdem wurde er dafür von einer dritten Person, die das Ganze mitbekommen hatte, vor Gericht gebracht. Der Gebetsheiler hat den Fall gewonnen, aber diese Geschichte macht klar, warum so viele Heilerinnen und Heiler nur im kleinsten Kreis arbeiten und auf Verschwiegenheit bestehen.

Trotzdem leben die alten Bilder unserer Vorfahren natürlich auch im Hier und Heute munter weiter. Erst kürzlich sah ich in einer Werbung für ein Erkältungsmittel etwas, das unsere Altvorderen als »Aufhocker« bezeichnet hätten. Per Computer hatten die Werbeleute einem Mann eine Art graues Geistwesen auf die Schulter gezaubert, das die Erkältung symbolisieren sollte. Ob bewusst oder unbewusst, sie haben damit auf ein uraltes Bild zurückgegriffen.

Wenn man sich mit heilender Magie befasst, stellt man aber auch fest, an welchen Punkten sich die Zeiten geändert haben. Früher beschäftigten sich viele Sprüche und Heilzauber mit Infektionskrankheiten, mit Wundheilung und Verbrennungen. Einige der Sorgen von damals sind bei uns kaum noch aktuell. Mit größeren Wunden geht man zum Arzt, gegen viele Infektionskrankheiten gibt es wirksame Medikamente und im riesigen Angebot der Supermärkte kann man das ganze Jahr über aus dem Vollen schöpfen, wenn es um die Versorgung mit Vitaminen und Nährstoffen geht.

Auch das Verletzungsrisiko ist kleiner geworden (oder hat sich verschoben, beispielsweise in den Autoverkehr). Wer hackt heute schon noch Holz zum Heizen, mäht das Gras mit der Sense oder kocht die Wäsche in großen Zubern? Früher reichte – viel häufiger, als dies heute der Fall ist – schon die geringste Unachtsamkeit aus, um sich ernsthaft in Gefahr zu bringen.

Bei alten Heilzaubern ging es oft um solche Situationen: Blut stillen, Verbrennungen lindern, den Schmerz nehmen und eine narbenfreie Abheilung ermöglichen. Man konnte keinen Notarzt rufen, es kam schon selten genug vor, dass überhaupt ein Arzt irgendwo im Umkreis verfügbar war und der kostete teures Geld, das die wenigsten hatten.

Natürlich hat sich auch der Wissensstand erheblich verändert. (Unsere Vorfahren waren, was ich an dieser Stelle noch einmal wiederholen möchte, keinesfalls dümmer als wir, doch vieles war ihnen einfach noch nicht bekannt.) Es macht einen Unterschied, ob man Viren, Bakterien und sonstige Erreger kennt oder nicht. Wobei alte Zeichnungen von Krankheitsdämonen ihnen manchmal verblüffend ähnlich sehen[1] und wir immer noch den »Frosch im Hals« kennen oder uns ein »Zipperlein« einfangen (Zipper ist ein altes Wort für Zwerg).

Die moderne Medizin hat uns viele Sorgen und Ängste genommen. Doch sind wir deshalb glücklicher und gesünder? Nicht unbedingt, denn jede Zeit bringt ihre ganz eigenen Herausforderungen mit sich.

Waren früher vor allem Infektionen und fehlende chirurgische Möglichkeiten ein Problem, schlagen wir uns heute mit Stresserkrankungen, Allergien, Hautproblemen, Herz-Kreislauf- und Wohlstandskrankheiten herum. Wobei da vieles reine Glaubenssache ist. Beispiel gefällig?

Schon der Ötzi litt, wie man heute weiß, an Arterienverkalkung und Herz-Kreislauf-Problemen. Dabei hat der sich ja nun wirklich ausschließlich von Naturkost ernährt. Man sieht also: Nur weil wir vielleicht »gesund« leben, werden wir noch lange nicht unverletzbar oder perfekt.

Wenn man sich nur einmal anschaut, was in den vergangenen Jahrzehnten alles als gesund galt: In (noch gar nicht so) alten Kochbüchern wird Zucker als die reinste und beste Form der

1 Wer mehr dazu lesen möchte, dem empfehle ich die Arbeiten von Wlislokkis, s. Literaturliste

Energie gepriesen. Die Experten empfahlen mal nur gedünstete Kost, dann wieder Rohkost. Und viele Gewürze, die früher für allzu anregend und deshalb schädlich gehalten wurden, werden heute empfohlen, weil sie den Organismus unterstützen. Wie sich die Zeiten doch ändern!

Es erinnert heute ein wenig an modernen Ablasshandel, wenn es immer wieder heißt, dass irgendwelche ominösen Dschungelpflanzen, neue Wunderwirkstoffe, Diäten, Sportprogramme und dergleichen ein gesundes (ewiges?) Leben versprechen. Dabei sind die Prozesse, die sich im Inneren des Menschen abspielen, so viel komplexer …

Natürlich sind auch noch andere Aspekte von Bedeutung. Zum Beispiel der, dass die BeHANDlung beim Arzt ihren Namen nur noch selten verdient. Alles muss schnell gehen, manchmal reicht es nicht mal mehr für einen Händedruck zur Begrüßung. Viele Mediziner müssen weit mehr Zeit mit Verwaltungsaufgaben verbringen als mit ihren Patienten. Durch falsches oder übermotiviertes Training für die Fitness entstehen Schäden an Gelenken, Sehnen, Bändern und Muskeln, oftmals schleichend, sodass die Rechnung erst zehn oder zwanzig Jahre später präsentiert wird. Auch die unkontrollierte Einnahme von Vitaminpräparaten schadet mehr, als sie hilft, und der Übergang von »bewusster Ernährung« zu einer Essstörung kann ziemlich fließend sein.

Man muss kein Experte sein, um zu erkennen, dass wir in einer Zeit des Superlativs leben: alles perfekt, nicht versagen, bloß keinen Makel bitte! Es ist wichtig, sich mit den Extremen unserer Zeit bewusst auseinanderzusetzen, denn niemand lebt im luftleeren Raum. Und wir alle sehen Tag für Tag die retuschierten Bilder angeblich perfekter Menschen – mit der ebenso unterschwelligen wie dringenden Aufforderung, ihnen nachzueifern.

Krankheit wird oft als eine Art Versagen erlebt, als etwas, an dem man »schuld« ist, das man eigentlich hätte verhindern müssen. Die Situation am Arbeitsmarkt tut ein Übriges: Wer bringt heute schon noch den Mut auf, sich ordentlich auszukurieren?

Was den Druck betrifft, der auf die Patienten ausgeübt wird, bekleckern sich übrigens auch einige Esoteriker nicht gerade mit Ruhm, wenn sie den Kranken etwa irgendwelche karmische Altlasten oder sonstige Sünden einzureden versuchen. Als hätten sie mit ihren Beschwerden nicht schon genug zu tun.

Ein bisschen Humor schadet nie, wenn man sich dem Thema nähert, dem ich mich in diesem Buch widme.

Vor einer Weile hatte ich es beim Joggen etwas übertrieben, weil es mir so viel Spaß gemacht hat und ich mich einfach nicht zurückhalten konnte. Danach streikte mein Knie, und wenn es mir in den folgenden Monaten überhaupt gelang, die Treppe herunterzukommen, wurde ich auf der Straße noch von jedem Rentner mit seinem Rollator locker überholt.

In dieser Zeit gab mir eine Frau, die ich nicht einmal näher kannte, ungefragt den Hinweis, dass ich schwere karmische Verwicklungen hätte, die zu diesem Problem geführt hätten. Mit einem Augenzwinkern, wie es meine Art ist, antwortete ich darauf: »Es ist Knorpel, nicht Karma.« Aber sie ging zum Lachen wohl lieber in den Keller.

Im Bereich Heilung darf man das Thema Macht keinesfalls unterschätzen. Gerade wenn eine Person geschwächt und infolgedessen nicht selten etwas ratlos ist, laufen manche Leute zur Höchstform auf, weil sie sich dann größer oder bedeutender fühlen. Überlegen eben.

Die magische Volksheilkunde arbeitet nicht mit karmischen oder anderweitigen Vorwürfen; vielmehr hat sie – in schönster Schlichtheit – ihre eigenen klaren Vorstellungen: Hier ist eine Krankheit, die einem Menschen schadet und deshalb gebannt werden muss. Punkt. Da gibt's kein unterschwelliges »Du bist (was beliebig ergänzt werden kann) schuld, falsch, unrein, zügellos, dumm, frech, faul und ein schrecklicher Genussmensch obendrein.«

Natürlich reden auch Heilerinnen und Heiler Klartext mit ihren Patienten, wenn sie etwa zu viel essen, sich kaum bewegen oder sonst wie ihren Lebensgeistern die Arbeit erschweren. Aber sie tun das auf Basis des praktischen Menschenverstandes und nicht um Schuldgefühle zu wecken und Abhängigkeiten zu schaffen. Die Krankheit ist das Übel, nicht der Patient.

Karma und Co. kommen aus dem indischen und asiatischen Kulturkreis, wo sie tief im Leben der Menschen und in ihrer Spiritualität verwurzelt sind. Unsere einheimische Heiltradition folgt einem anderen Konzept. Die Rolle der spirituellen Helfer spielen darin Gott, Maria, Jesus und die Heiligen (nebst der einen oder anderen alten Gottheit, die durch sie hindurchschimmert) sowie vorchristliche Naturwesen, Pflanzengeister sowie Geister bestimmter Orte, Steine, Bäume, Quellen, Flüsse und viele andere.

Wir werden später noch dazukommen, wie man die alten Heilformeln seiner persönlichen Spiritualität anpassen kann, trotzdem muss dieser Punkt bereits hier erwähnt werden, denn es macht einen großen Unterschied, ob sich eine kranke Person als schuldbeladener, karmischer Sünder versteht oder als Mensch in Nöten, der trotz all seiner menschlichen Unzulänglichkeiten – oder vielleicht auch gerade deshalb – auf liebevolle Hilfe von oben vertrauen kann.

Ein weiterer Punkt ist, dass die Vergangenheit gern idealisiert wird. Da ist beispielsweise von den »Machtpflanzen der Frauen« die Rede, wenn es um giftige Gewächse geht, die zum Abtreiben verwendet wurden, wie etwa das Mutterkorn. Wie viele Frauen bei solchen Abtreibungsversuchen gestorben sind oder bleibende Schäden davontrugen, wird nicht mit einem Wort erwähnt.

Genauso wird oft scharf zwischen den »guten« Heilerinnen und Hebammen auf der einen und den »bösen« Ärzten und

Apothekern auf der anderen Seite unterschieden. Tatsache ist aber, dass auch Ärzte, wie beispielsweise der Augenarzt Siegfried Seligmann mit seinem Klassiker über *Die Zauberkraft des Auges*, dazu beigetragen haben, heilmagisches Wissen zu bewahren. Einige Ärzte arbeiteten gleichzeitig mit medizinischen und magischen Methoden und so mancher Apotheker gab vor nicht allzu langer Zeit noch kleine Zettelchen oder Hefte mit magischen Sprüchen zum Besprechen und seine gesammelten Kräuterweisheiten heraus. So tief, wie man manchmal denkt, sind die Gräben also gar nicht. Nicht immer und nicht überall jedenfalls.

Es gibt übrigens auch keine pauschalen Heilmittel, schon allein, weil jeder Mensch anders ist (und nicht einmal diesem ein und dieselbe Anwendung zu jeder Zeit guttut). Wie oft hört man: »Du musst dieses und jenes machen, das hilft!« – und dann ist der, der den Rat »geschlagen« hat, beleidigt, wenn man ihm nicht Folge leistet. Doch nur mit Wissen, Gespür und manchmal auch durch reines Ausprobieren (das berühmte *trial and error*) kommt man weiter, sowohl in der Schulmedizin als auch auf alternativen Wegen. Mittlerweile ist auch bei herkömmlichen Medikamenten anerkannt, dass sie je nach Patient unterschiedlich anschlagen können. Manche spüren Nebenwirkungen, andere nicht, obwohl sie genau dasselbe Mittel genommen haben, es ist eben jeder anders.

Würdest du etwa bei Schlafstörungen vor dem Zubettgehen einen Kaffee trinken?

Genau das riet ein alter Hausarzt einer Bekannten von mir, weil ihr Blutdruck sehr niedrig war, was den Körper am Einschlafen hindere. Es hat wunderbar funktioniert und die Erkenntnis bestätigt, dass nicht einmal die einfachsten Dinge, die man so glaubt – in diesem Fall, dass Kaffee wach hält –, ohne Weiteres immer stimmen.

Eine andere Bekannte trug eine Zeit lang eine Schiene gegen ihr Zähneknirschen, doch dieses wurde nur immer schlimmer.

Eine Physiotherapeutin erklärte ihr, dass bei manchen Leuten der Körper im Schlaf unbewusst die gewohnte Höhe seiner Zähne wiederherstellen und den Fremdkörper loswerden will, weshalb er umso kräftiger zubeißt. Wir sehen also: Was dem einen hilft, kann bei einem anderen für neue Probleme sorgen.

Das sind zwei willkürlich herausgegriffene Beispiele, aber sie verdeutlichen gut, wie wichtig es ist, sich vom Gedanken zu verabschieden, dass irgendetwas pauschal heilen würde, und die Individualität des Körpers zu respektieren.

Wer kann heilen?

Kann jeder heilen oder sind dazu nur ausgewählte, irgendwie besondere Menschen befähigt? Über kurz oder lang taucht diese Frage bei allen auf, die sich ernsthaft mit dem Thema spirituelles Heilen beschäftigen.

Und was sag(t)en die Volksheilerinnen und -heiler selbst dazu? Wie zu erwarten sind die Ansichten unterschiedlich; sie lassen sich aber in einer Grundüberzeugung zusammenfassen: Jeder, der den festen Glauben daran hat und es wirklich will, kann heilen. Wobei der Haken an der Sache ist: Wollen muss man können.

Was ist mit »wollen« gemeint? Bestimmt nicht blinder Wille im Sinn von »Ich will das jetzt, das muss einfach klappen!«. Zumal die meisten Heiler/-innen ausgesprochen spirituelle Menschen sind, das heißt: Sie wissen, dass das letzte Wort eine höhere Macht hat; und sie würden nie so tun, als hätten beziehungsweise wären sie selbst diese Macht.

Nicht der Heiler heilt, er fungiert nur als Mittler zu den Kräften, die das Gleichgewicht wiederherstellen können. Das ist ein ganz wichtiger Punkt: Echte Heiler halten sich nicht für die Größten. Natürlich gibt es auch unter Heilerinnen die unterschiedlichsten Temperamente. Die einen sind offen und gesprächig, andere eher ruhig, wieder andere sind sogar recht barsch und sehr direkt in der Art. Und nicht wenigen sitzt ab und an der Schalk im Nacken. Aber sie alle wissen, dass letztendlich »die da oben« die Heilung bewirken.

Man braucht also nicht nur den starken Wunsch zu heilen, sondern auch ein tiefes Vertrauen in die Kräfte des Guten, oder noch genauer: in die Kräfte des Ausgleichs. In den traditionellen Heilsystemen überall auf der Welt werden Krankheiten als ein Aus-der-Balance-Fallen gesehen. Das Gleichgewicht ist gestört, und nun muss es wiederhergestellt werden. Heilerinnen brauchen einen unerschütterlichen Glauben daran, dass es gelingen kann (*kann*, nicht muss – denn niemand ist das Göttliche in Person). Die Ratsuchenden sind sich da nicht immer ganz so sicher, und für einen gelingenden Heilungsprozess müssen sie das auch gar nicht sein. Ein alter Gebetsheiler drückte es einmal so aus: »Wenn sie zu mir kommen, dann glauben sie doch schon, sonst wären sie nicht da.«

Für heutige Menschen mag es im ersten Moment etwas archaisch wirken, so klar in Gut und Böse zu unterscheiden, wie unsere Vorfahren es taten. Ich verwende diese Begriffe, weil sie in der einheimischen Heiltradition üblich sind. Da wurde nicht lange gefackelt, man nannte das Übel – ähnlich wie in den alten schamanischen Kulturen – beim Namen und beschönigte nichts. Aber natürlich kann man auch andere Ausdrücke finden, etwa von Harmonie und Blockaden sprechen. Doch schon die alten Heilerinnen wussten, dass eine Krankheit letztendlich weder gut noch böse ist. Und dass es nur darauf ankommt, sie von dort, wo sie stört (nämlich im Körper des Patienten), wieder zu vertreiben.

Fühle dich in deiner Arbeit frei zu experimentieren; wir leben im Hier und Heute und nicht alles, was früher gut war, ist heute noch passend. Trotzdem möchte ich anmerken, dass die klare, direkte Sprache über Krankheiten, wie sie unsere Vorfahren gepflegt haben, eine besondere Kraft in sich trägt. Wenn man sagt: »Das ist schlecht und muss da weg«, entwickelt man eine ganz andere Kraft, als wenn man anfängt zu diskutieren und sich in zahlreichen Gedankenloopings verliert.

Die Kraft zusammenhalten und gezielt einsetzen – so funktioniert Magie, damals nicht anders als heute.

Womit nichts gegen das Nachdenken über Krankheiten, über die eigenen Anteile daran und die persönlichen Möglichkeiten der Veränderung gesagt werden soll. Aber ein Teil der besonderen Wirksamkeit der alten Sprüche und magischen Handlungen besteht darin, dass es eine klare Definition von Positiv und Negativ gab und man genau wusste, wo man hin wollte. In dem Moment, in dem es zur Sache geht und die heilmagische Handlung vorgenommen wird, bleiben alle Gedankenschleifen außen vor und die Konzentration wird voll und ganz auf das Wiederherstellen des Gleichgewichts gerichtet.

Aber kommen wir zurück zur Frage, wer heilen kann. Nicht selten haben wir das diffuse Bild eines irgendwie andersartigen Menschen im Hinterkopf, stellen uns vielleicht einen liebenswerten Sonderling, eine kauzige alte Dame oder einen dynamisch wirkenden Heiler mit Power-Ausstrahlung vor.

Aber auch wenn es kauzige Sonderlinge durchaus gab (und gibt), waren die meisten Heilerinnen und Heiler doch einfach Menschen von nebenan, die einem Beruf nachgingen oder einen Hof bewirtschafteten. Alle im Ort wussten: Die/der Sowieso kann bei diesen und jenen Beschwerden etwas tun; und wenn es einen erwischt hatte, dann ging man hin und ließ sich helfen. Das Heilen fand quasi in der Nachbarschaft statt, man kannte einander persönlich und wusste, dass Heilerin oder Heiler ganz normale Menschen sind, wenn auch mit dieser besonderen Gabe.

Heute sieht das anders aus. Es gibt sie natürlich noch, die versteckt arbeitenden Heilerinnen, die jeder im Ort kennt und von denen Außenstehende nur mit viel Glück erfahren. Statt ihrer aber bekommen die meisten Interessierten auf Esoterikmessen und Heiltagungen viel Show, große Selbstdarsteller und nur mit sehr viel Glück auch echte Berufene zu sehen. Ich kenne einige Patienten, die stolze Summen bei den Stars dieser Szene gelassen haben, ohne dass sich ihre Beschwerden gebessert hätten.

Das war übrigens eine weitere Antriebsfeder für dieses Buch: Ich fände es nämlich einfach wunderbar, wenn Menschen wieder lernen würden, sich liebe- und vertrauensvoll gegenseitig zu behandeln, ohne Stars und Selbstdarsteller, einfach von Mensch zu Mensch.

Um zu erkennen, welche heilenden Begabungen einem mitgegeben wurden, muss man es natürlich erst einmal ausprobieren (dürfen). Also einen Raum schaffen, in dem man anderen heilend begegnen kann, ohne unter Erfolgsdruck zu stehen. Man muss experimentieren und es muss auch mal was schiefgehen dürfen. Erfahrungen kann man nur machen, nicht lernen.

Aber auch das muss gesagt werden: Finanzielle Interessen sollte man dabei nicht im Hinterkopf haben. Bei traditionellen Heilerinnen ist es bis heute üblich, dass man ihnen etwas zusteckt oder beim Rausgehen in eine Schale legt – freiwillig und so viel, wie man geben kann und möchte. Da jeder jeden kennt im Ort, wird niemand eine Heilerin ohne Gegenleistung auszunutzen, und dankbare Ratsuchende lassen bisweilen auch größere Summen zurück.

Das ist eine völlig andere Situation, als wenn man das spirituelle Heilen nur mit dem Ziel erprobt und ausübt, es zur (womöglich einzigen) Verdienstquelle zu machen. Früher hatten die Heiler in den meisten Fällen ein festes Einkommen und waren nicht auf das Heilen angewiesen, um leben zu können. Ich spreche diesen Punkt an, weil sich darin ein wichtiger Pferdefuß verbirgt: Macht man das Heilen zum Brotberuf, kommt man schnell in eine abhängige Lage. Plötzlich dürfen keine Fehler mehr passieren (und selbst die besten Ärzte machen Fehler), weil das dem Ruf schaden könnte und die finanzielle Existenz bedroht. Dann gerät man unterschwellig unter Druck und die Leichtigkeit, die doch gerade beim spirituellen Heilen so wichtig ist, geht verloren.

Spielerische Leichtigkeit ist der Schlüssel, um heilende Kräfte zu wecken und fließen zu lassen. Ich möchte dazu eine Geschichte erzählen, die das gut verdeutlicht: Eine Freundin von mir fing mit ihrem Mann aus Spaß an, sich gegenseitig zu behandeln. Er litt unter einem hartnäckigen Husten, der seit Wochen nicht restlos verschwinden wollte, sie hatte einen unklaren Ausschlag. Jeder von beiden vollführte nun im Spaß »magische« Handlungen, die sie sich spontan ausgedacht hatten. Er pustete auf ihren Ausschlag, strich ihn symbolisch weg und sprach dazu ein paar Worte, sie zog mit großer Geste seinen Husten aus dem Brustkorb und warf ihn aus dem Fenster. Auch (oder gerade weil?) sie es nicht bierernst genommen haben, wirkte es wunderbar.

Von den beiden kann man etwas sehr Wichtiges lernen: nämlich dass jeder heilen kann, wenn die Energie frei fließen darf. Der eine mehr, der andere weniger (wie man im übrigen Leben auch mit mehr oder weniger Talent in den verschiedenen Bereichen ausgestattet ist) – aber mindestens einen Funken dieser Begabung trägt jeder in sich. Dadurch, dass meine Freundin und ihr Mann nur im Spaß gehandelt haben, nach dem Motto: Schaden kann's nicht, also machen wir es einfach mal, waren beide frei von Erwartungen und blockierenden Gedanken. Sie haben sich nicht gefragt: Geht so etwas? Kann ich das überhaupt? Blamiere ich mich auch nicht? Wie stehe ich da, wenn das, was ich tue, nicht wirkt?

Findet man einen spielerischen Zugang zum spirituellen Heilen, gibt es nichts zu verlieren, wohl aber einiges zu gewinnen.

Auch in den alten Zeiten wurde so manche Heilerin durch Zufall oder in einer spielerischen Situation entdeckt. Natürlich gab es auch Heilerfamilien, in denen das Wissen und (vor allem) das Selbstvertrauen weitergegeben wurden, dass man heilen kann. Nicht selten suchten sich heilende Menschen am Ende ihres Lebens auch Schüler, die ihr gesammeltes Wissen weitertragen sollten. Im Endeffekt war aber nicht wichtig, wer auf welchen Wegen zum Heilen gekommen ist, sondern dass es wirkte.

In diesem Zusammenhang stellt sich unweigerlich die Frage: Brauche ich überhaupt einen Heiler von außen? Kann ich mich nicht selbst heilen? Würde nicht das erst wirkliche Eigenverantwortlichkeit bedeuten?

Ja und nein. Es ist definitiv heilsam, sich mit sich selbst auseinanderzusetzen und aktiv die Verantwortung für sich, seinen Körper, den Geist und die Seele zu übernehmen. Viele begeben sich in passive Abhängigkeit, sei es nun beim Arzt oder bei der Wunderheilerin. Auf der anderen Seite braucht man manchmal einen hilfreichen Anstoß von außen, damit der Stein ins Rollen kommt, so wie es ein westafrikanisches Sprichwort ausdrückt: Den Rat, der dir hilft, kannst du dir nicht selbst geben. Mit Unterstützung von außen kommen hilfreiche Impulse dazu, die es einem leichter machen können. So geht man ein Stück des Weges zusammen und muss nicht alles allein schaffen.

Bei den meisten traditionellen Heilerinnen erwarten die Patienten übrigens keine Wunder (jedenfalls im ländlichen Raum, in der Stadt sieht das oft anders aus). Das hilft auch dem Heiler, denn er muss einerseits von sich überzeugt sein, andererseits aber auch seine Grenzen kennen und wissen, dass er nicht allmächtig ist. Anders gesagt: Man muss sich einfach auf einer menschlichen Ebene treffen, ohne überzogene Erwartungen beim Ratsuchenden, aber auch ohne den Drang zu überzogener Selbstdarstellung seitens des Heilenden.

Das zweite Gesicht

In vielen Gegenden gelten Heilende als Personen, die mit dem zweiten Gesicht begabt und geistersichtig sind. Da schimmern uralte schamanische Ideen durch: Wenn Krankheiten als Geistwesen gedacht werden, muss die Heilerin in der Lage sein, sie wahrzunehmen, um etwas bewirken zu können und das Übel an der Wurzel zu packen, sie muss also das zweite Gesicht haben.

Genau wie es negative, zehrende Krankheitsgeister gibt, gibt es auch starke hilfreiche Kräfte; diese sieht oder spürt die heilende Person ebenfalls und kann mit ihnen zusammenarbeiten, wie es die Schamaninnen indigener Völker mit ihren Hilfsgeistern tun. (Wobei das Wort Hilfsgeist denkbar unglücklich gewählt ist, es hört sich so nach Aushilfe an, und das wird der Kraft dieser Wesenheiten alles andere als gerecht.)

Viele Legenden erinnern bis heute an die Verbindungen zwischen Menschen und Geistwesen. Das alte Wissen ist also nicht einmal verschlüsselt, man muss nur genauer hinschauen.

So erzählen in zahlreichen Landstrichen Sagen und Geschichten von Heilern, die ihre Fähigkeiten der Zusammenarbeit mit einer Fee verdanken. Und überhaupt: Vieles beim spirituellen Heilen spielt sich im energetischen Bereich ab und wird einem von der anderen Seite, der Welt des Instinkts und der hilfreichen Kräfte, vermittelt. Der Zigeunerheiler Hartiss sagte dazu: »Wisse, dass der wahre Heilpraktiker keine Methoden lernen kann. Er ist wie ein Maler, ein Bildhauer oder ein Musiker. Du erkennst ihn erst am vollbrachten Werk.«[2]

Aber die Gabe allein ist nicht genug; man muss lernen und mit dem Herzen dabei sein. Auch wenn das nötige Feingefühl von Natur aus mitgebracht werden muss, ist man eben doch

2 Derlon: *Heiler und Hexer*, S. 24

noch ein ungeschliffener Diamant. Die Hellsichtigkeit, die Intuition oder wie auch immer man dieses besondere Einfühlungsvermögen bezeichnen möchte, kann nicht erlernt werden, es ist ein Geschenk. Aber die individuelle Portion, die einem davon mitgegeben wurde, kann jeder schleifen und polieren. Und um in diesem Bild zu bleiben: Strahlt etwa ein großer, grober Diamant auch nur halb so hell wie ein kleiner, gut geschliffener?

Eine besondere Gabe ermöglicht einem nicht im Handumdrehen alles, sie ist kein spiritueller Blankoscheck: In den traditionellen Kulturen wird sie erst einmal nur als eine Anlage betrachtet. Sie kann durch Übung und Lernen zur Blüte gebracht werden. Sie kann aber auch ungenutzt in einem schlummern und brachliegen, je nachdem, was man daraus machen möchte.

Wenn bei einem Mädchen erkannt wird, dass sie das Zeug zur Schamanin hat, geht sie in die Lehre, sonst wird nichts daraus.

Grundsätzlich hat jeder Mensch die heilende Kraft in sich, denn grundsätzlich sind wir alle gleich gebaut. Die, die etwas mehr davon haben, können in etwas größerem Umfang heilen. Oder anders ausgedrückt: Nicht jeder wird gleich Mathematiker, aber eins und eins können wir alle zusammenzählen.

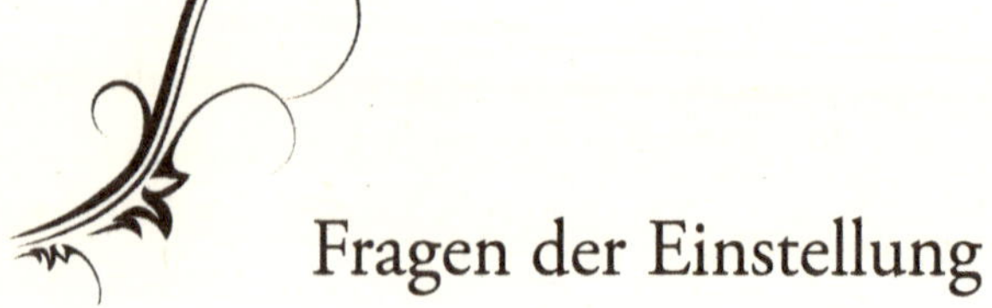

Fragen der Einstellung

Waren Heiler früher vor allem in ihrer direkten Umgebung tätig, so ist das heute längst nicht mehr so. Und nicht zuletzt aus der herrschenden Dienstleistungsmentalität à la »Ich gebe meine Sorge gegen etwas Geld ab und der andere bringt das dann schon ins Lot« können für Heiler erhebliche Probleme entstehen.

Ich habe schon viele Heilpraktikerinnen sagen gehört, dass von ihnen Wunderheilungen erwartet werden, am besten im Handumdrehen, ohne dass man selbst etwas ändern muss und wenn es geht zum Schnäppchenpreis. Vielleicht ist das auch eine typisch deutsche Einstellung, in anderen Kulturen jedenfalls scheint mehr Respekt vor den Fähigkeiten der Heilerinnen zu herrschen.

Zwei Beispiele, von denen die Ärztin Martina Bühring in ihrer Studie über Berliner Heilerinnen und Heiler berichtet, sind mir nicht aus dem Kopf gegangen, weil sie genau beschreiben, wie sich die Mentalität in diesem Bereich verändert hat: Heute kennen viele Leute von allem den Preis, aber von nichts den Wert.

Eine Frau, berichtet Bühring, war mit ihrer schmerzhaften Gürtelrose zur Heilerin gekommen und hatte die beiden vereinbarten Sitzungen im Voraus bezahlt. Sie war bereits nach der ersten Sitzung geheilt und verlangte anschließend das Geld für die zweite von der Heilerin zurück. Ein anderes Mal war eine

Frau mit osteuropäischer Herkunft bei der Heilerin, ihre Migräne sollte behandelt werden. Es waren fünf Sitzungen angesetzt, doch die Frau war bereits nach der ersten Sitzung von ihrem Leiden befreit. Aus Dankbarkeit und Anerkennung ließ sie der Heilerin auch das Honorar für die restlichen vier Sitzungen zukommen.

Eine andere Heilerin brachte es noch deutlicher auf den Punkt:

> »Heilung hängt sehr stark mit dem Glauben der Patienten zusammen. Deshalb geht bei Ausländern (Polen, Jugoslawen) die Heilung schneller vor sich als bei Deutschen. Die Krankheit geht manchmal sofort weg.
>
> Bei ihnen [Anm.: den Deutschen], insbesondere bei Protestanten, dauert die Heilung viel länger. Polen und Menschen anderer Kulturen glauben an ›Wunderheilungen‹, sie arbeiten mit am Heilungsprozess, werden von der ganzen Sippe dabei unterstützt. Alle beten dabei gemeinsam. Die Deutschen kämpfen nicht, sie gehen erst zum Arzt, wollen oft nicht echt gesund werden. Ihr Motto ist: ›Nun tun Sie mal was für Ihr Geld.‹«[3]

Sofern es keine Zusammenschlüsse oder andere regelmäßige Treffen gibt, stehen Heiler in Großstädten oft recht allein auf weiter Flur, wenn ich das mal in diesem schiefen Bild ausdrücken darf. Früher, als das Heilen noch eine dörfliche Angelegenheit war, war Respekt eine Selbstverständlichkeit, auch wenn Heiler in manchen Gegenden tendenziell als unheimlich galten, weil man sagte, dass jemand, der Gutes bewirken kann, auch imstande ist, Schlechtes zu tun. Jeder kannte jeden und –

3 Bühring, S. 67

was nicht ganz unwichtig ist – die Menschen hatten Glauben. Mit diesem Wort ist keine Religion gemeint, sondern das Vertrauen darauf, dass es heilsame, hilfreiche Kräfte gibt, die man zielgerichtet einsetzen kann, um Linderung und Heilung zu erreichen. Mit anderen Worten: der Glaube an die hilfreichen Kräfte der Natur und daran, dass der Körper über Selbstheilungskräfte verfügt, die man gezielt ansprechen und aktivieren kann. Also kein Aberglaube, sondern ein Glaube ohne Wenn und Aber.

Mittlerweile sieht das häufig anders aus. Heute sind die Ratsuchenden eher neugierig oder gehen erst zu Heilern, wenn alles andere versagt hat. Und dann soll auf einmal ein Wunder geschehen.

Wer sich mit Heilern unterhält, hört sehr oft den Satz »Wenn die Leute bloß früher kommen würden!«. Doch viele entscheiden sich eben erst, wenn ihre Verzweiflung groß genug geworden ist, um es mit »so etwas« zu versuchen. Verzweiflung allerdings hat denkbar wenig mit dem Glauben zu tun, von dem die alten Heilerinnen sprechen. Manche Heiler fragen daher zuerst, ob man glaubt, und wenn das nicht der Fall ist, schicken sie die Leute wieder fort. Man kann es ihnen nicht verdenken. Wer verschwendet schon gern seine Kraft und Energie an Menschen, die nicht mitarbeiten wollen, die nicht »echt gesund« werden wollen, wie es die Heilerin im obigen Zitat ausdrückte?

Ein weiteres Thema, das der Aktivierung der inneren Selbstheilungskräfte entgegenstehen kann und daher genauer betrachtet werden muss, ist das Zugrundeanalysieren. Man versteift sich auf Sicherheiten, will am besten noch eine Garantie. Aber niemand kann Heilung garantieren, keine Ärztin und kein Heiler. Statt das anzunehmen und wirken zu lassen, was Mutter Natur uns in Form von Kräutern und heilenden Steinen, Energien und Pflanzen schenkt, statt den Händen und der Erfahrung der Heilerin zu vertrauen, soll begründet und gerechtfertigt werden, will der Kopf alles zerkleinern und einordnen und macht damit den ganzen Zauber kaputt.

Schon in vielen Sagen und Legenden wurde dies beschrieben (es handelt sich also keinesfalls um ein neues Problem): Der Held der Geschichte dreht sich allen anders lautenden Empfehlungen zum Trotz doch noch einmal um, man spioniert den guten Geistern hinterher, woraufhin sie das Haus verlassen; die Beispiele sind zahlreich und kreisen alle um den Punkt, dass das Zauberhafte und Magische allzu sehr analysiert, allzu sehr unter die Lupe genommen wurde und genau dadurch seine Kraft verlor.

Heilung wird nicht im rational-verbalen Bereich angestoßen. Heilung beginnt in unseren tieferen Schichten, im nonverbalen Bereich, im Reich der Gefühle, der inneren Bilder und Körperempfindungen. Von den Schamanen über die fahrenden Zigeunerheiler bis hin zu den plattdeutschen Besprechern oder den süddeutschen Wenderinnen: Sie alle wussten, dass Heilung ihren Anstoß in der Tiefe der nichtsprachlichen Empfindungen findet. Oft ist in diesem Zusammenhang die Rede von der animalischen Natur des Menschen, der Urkraft in uns, die es anzuzapfen gilt. Man muss also ein Stück weit wieder zum Tier werden, um die eigene Urnatur berühren zu können und heil (im Sinne von »ganz«) zu werden.

Kinder sind oft leichter zu heilen, denn sie nehmen die Energien an und analysieren sie nicht zugrunde. Natürlich fragen auch Kinder: Was ist das? Was bringt das? Aber wenn man es ihnen erklärt hat, machen sie begeistert mit und begeben sich nicht sofort in den Teufelskreis des Zweifels, wie es Erwachsene so gerne tun.

Eine Mutter hat mir einmal erzählt, dass sie ihrer Kleinen, die fürchterlich erkältet war, zusätzlich zu den ärztlich verschriebenen Medikamenten einen leuchtend pinkfarbenen Stein gab und ihr erklärte, es handele sich um einen Feenstein, der ihre

Gesundung unterstütze. Die kleine Dame liebte die Farbe, und für ein Kind ist es völlig unerheblich, ob der heilende Stein gefärbt wurde oder nicht. Er war pink und schön und damit ein starker, positiver Reiz. Die Kleine war so begeistert davon, dass ihre Selbstheilungskräfte augenblicklich ansprangen und die Krankheit gewendet war. Die alten Wenderinnen hätten es nicht besser machen können.

Was also sollte uns davon abhalten, selbst für einen Moment wieder zum Kind zu werden, wenn es uns helfen kann? Kinder geben sich ganz ihren Empfindungen hin und nehmen mit offenen Sinnen wahr, ohne das rationale Denken als Bremsklotz dazwischenzuschalten. Nicht dass ihr mich falsch versteht: Auch das rationale Denken kann bei Heilungsprozessen eine wertvolle Hilfe darstellen. Man *braucht* es sogar, um kluge Entscheidungen fällen, um Informationen sammeln und auswerten zu können. Aber in dem Moment, in dem man sich für einen bestimmten Weg entschieden hat, sollte das Körpergefühl die Führung übernehmen und der grüblerische Kopf in den Hintergrund treten, damit sich die Selbstheilungskräfte voll entfalten können.

Das ist auch der Grund, weshalb viele Heilerinnen nicht möchten, dass die Patienten sich bei ihnen bedanken: Das Wort Danke stört die Selbst(!)heilungskräfte. Denn darin schwingt der Gedanke mit, dass die Heilerin die Heilung bewirke. Aber Heilerinnen stoßen nur an, sie geben den ersten Impuls. Den Rest bewirken der Körper und der Glaube des Patienten. Damit das fest in seinem Bewusstsein verankert wird, ist das Wort »Danke« bei vielen traditionellen Heilern tabu.

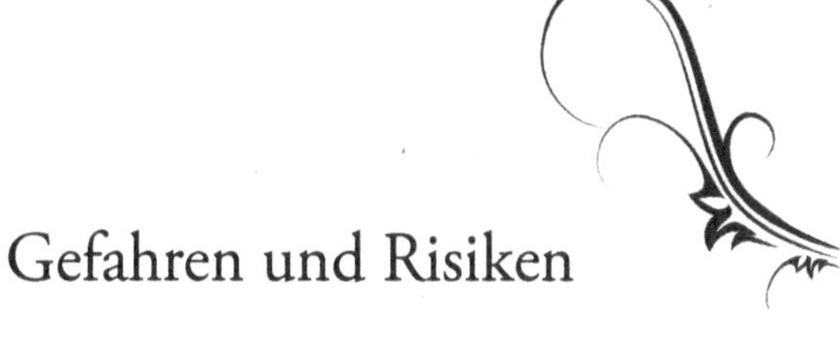

Gefahren und Risiken

Heilen ist eine Herausforderung. Und zwar nicht nur den Patienten betreffend, sondern auch für die heilende Person selbst. Fehlt ihr die nötige Abgrenzungsfähigkeit oder gönnt sie sich zu wenig Zeit für die Regeneration, kann sie Schaden nehmen. Früher wurde das als Überspringen der Krankheit bezeichnet. Was damit gemeint ist: Wenn sich der Heiler nicht richtig schützt oder abgrenzt (zum Beispiel durch symbolische Reinigungen und natürlich eine gewisse innere Distanz zum Patienten), läuft er Gefahr, die Krankheiten, die er behandelt, selbst zu bekommen.

Wie viel an dieser alten Weisheit dran ist, erfuhr ich während der Arbeit an diesem Buch aus erster Hand. Eine Freundin hatte einen hartnäckigen roten Ausschlag an den Händen und ließ nicht locker: Wollen wir es nicht mal mit einem dieser Sprüche probieren? Ich wehrte ab, aber sie meinte, dass sie nichts erwarten würde, ein Versuch könnte schließlich nicht schaden. Also gab ich irgendwann nach. Da sie nicht gerade bei mir um die Ecke wohnt, besprach ich ein Handyfoto der Hände (man muss halt mit der Zeit gehen), und da wir uns nahestehen, kam ich gar nicht auf die Idee, mich in irgendeiner Weise abzugrenzen.

Es schlug gut an, doch eine Woche später hatte ich plötzlich ein rotes Pünktchen am Handgelenk, das ein paar Tage darauf schon die Größe eines 5-Cent-Stückes hatte und genauso aussah wie der Ausschlag meiner Freundin. Ich musste lachen: Dass ausgerechnet mir das passierte, war ja schon wieder urkomisch. Hatte ich nicht oft genug davon gehört? Damit sich der Ausschlag gar nicht erst festbeißen konnte, habe ich ihm deutlich zu verstehen gegeben, dass er gehen soll, und mich anschließend nicht mehr mit ihm befasst. Binnen Kurzem war er weg.

Auch das ist ein wichtiger Punkt: sich nicht in irgendwas hineinsteigern, sondern gelassenes Vertrauen haben, dann kann der Körper seinen Job am besten machen.

Überlastung kann ebenfalls ein Grund für das Überspringen von Krankheiten sein. Einige der berühmten mexikanischen Volksheiler und -heilerinnen (dort verehrt man sie wie Heilige, weshalb ihre Lebensgeschichten genau überliefert sind) sind nicht einmal 30 Jahre alt geworden, weil sie sich völlig verausgabt haben.

Jeder Heiler ist anders; daher muss auch jeder seine eigenen Grenzen kennen und respektieren. Von einer norddeutschen Heilerin hörte ich, dass sie nach einem Patienten mindestens zwei Stunden Pause macht, um ihre Akkus wieder aufzuladen. Kommt jemand während dieser Erholungsphase vorbei, muss er so lange warten.

Die meisten Heiler behandeln höchstens fünf oder sechs Patienten am Tag, denn man bräuchte schon immense Kräfte, um mehr bewältigen zu können. Aber es gibt natürlich auch einzelne Heilerinnen, die zwanzig und mehr Patienten am Tag auf ihrem Terminplan haben und damit gut zurechtkommen, während andere nur ein oder zwei Leute »schaffen«. Das ist eine Typfrage, und was das betrifft, kommt es vor allem darauf an, sich selbst nicht zu belügen. Jemand, der zwanzig Leute empfängt, ist nicht »besser« oder »stärker« als andere, er ist nur vom Energiedurchlauf her anders gebaut.

Das Thema Abgrenzung und Schutz betrifft natürlich nicht nur die alternativen Heilmethoden. Auch Ärzte und Therapeuten tun gut daran, sich zu schützen und Rituale zu finden, die für die nötige Distanz sorgen, damit die Krankheiten, mit denen sie täglich in Berührung kommen, nicht auf sie überspringen oder schleichend ihre Kraft unterwandern. Treffender als die Ärztin Martina Bühring kann man das nicht auf den Punkt bringen:

> »Der Schutz der klassischen Mediziner besteht zumeist nur im ›gestärkten‹ weißen Kittel. Wenn dieser Schutz tatsächlich ausreichend wäre, warum sterben dann so viele Hausärzte schon so früh am Herzinfarkt und wieso begehen so viele Psychiater Selbstmord?

Beispiele für somatische Übertragungen gibt es genügend. Eines davon ist das Phänomen, dass er/sie sich zu kratzen beginnt, wenn er/sie von einer juckenden Hautkrankheit des Nachbarn erfährt. Ein Beispiel psychischer Übertragung ist, dass depressive Patienten antriebsvermindernd für ihre Mitmenschen wirken können.

Was heißt das aber für den jeweiligen Heiler? Dieser muss, wie bereits erwähnt, in der Lage sein, sich in die Symptomatik des Patienten einzufühlen, die Signale ›ankommen‹ zu lassen. Er muss aber auch in der Lage sein, die Signale des Patienten in seinem System derart zu verarbeiten, dass sie bei ihm keine Krankheitssymptome hervorrufen. Dieser Verarbeitungsprozess muss ein dynamischer sein, der den Heiler in die Lage versetzt, seinen Organismus gesund zu erhalten.

Interessanterweise können ja auch bestimmte Heiler bestimmte Krankheiten heilen, ›verarbeiten‹, während sie andere Krankheiten an Kollegen weiterschicken. Dieses Phänomen kann man übrigens auch in Krankenhäusern beobachten, wo

> sich bestimmte Mediziner, bewusst oder unbewusst, für ein bestimmtes Klientel als Ansprechpartner zur Verfügung stellen.«[4]

In früheren Zeiten arbeiteten die meisten Heiler eher wie Fachärzte und weniger wie Allgemeinmediziner. Es gab Spezialisierungen, zum Beispiel auf das Nehmen von Schmerzen, auf die Kräuterheilkunde, die Behandlung von Brandverletzungen oder das Stillen von Blut. Der eine besprach Warzen, eine andere die Rose und niemand fand etwas dabei, dass diese Heiler Spezialisten waren und andere Erkrankungen nicht behandelten, weil sie wussten, wo ihre Grenze ist. Heute wird von Heilern oft erwartet, dass sie universell bei jedem Leiden helfen können, und viele erwarten das auch von sich selbst.

Es kann in diesem Zusammenhang sehr inspirierend sein, den Weg unserer Vorfahren genauer zu betrachten und sich zu überlegen, ob eine Spezialisierung eventuell sinnvoll wäre. Es könnte nicht nur allgemeiner Überforderung vorbeugen, sondern auch dazu führen, dass man in seinen Fachgebieten richtig in die Tiefe gehen kann.

Außerdem sollte man sich (insbesondere bei der energetischen Arbeit) schrittweise ein eigenes System aufbauen. (Wir werden noch auf dieses Thema zurückkommen, denn Heilungsarbeit sollte nie ohne System erfolgen.) Wer sein System hat, seine spirituellen Ansprechpartner, seine bewährten Handlungen und Hilfskräfte (seien das nun Pflanzen, Gesten, Steine oder Sprüche), wer seine Fähigkeiten, aber auch seine Grenzen kennt, den haut so schnell nichts um. Wer dagegen unsicher ist, keinen Gesamtzusammenhang für seine heilende Arbeit hat oder ständig mit einem neuen System anfängt, kann kaum die erforderliche Energie für die heilende Arbeit aufbringen und

4 Bühring, S. 53

laugt mit der Zeit aus. Wer dann auch noch seinen persönlichen Schutz vernachlässigt oder schlicht zu viel arbeitet, muss unter Umständen mit unerfreulichen Folgen rechnen.

In traditionellen Gesellschaften lernen Schamanen während ihrer Einweihungskrankheit, sich erst einmal selbst zu heilen, bevor sie sich daranmachen, anderen zu helfen. Diesen Punkt sollte man bei der eigenen Heilarbeit nicht vernachlässigen. Natürlich gibt es keinen perfekten Menschen, der ohne Ecken und Kanten problemlos durchs Leben schreiten würde. Darum geht es auch gar nicht. Man muss aber innerlich so stabil sein, dass man das Gegenüber und seine Energien auffangen kann, wenn man mit ihm arbeitet. Zuerst sich selbst heilen zu können spannt zudem ein Sicherheitsnetz für den Heiler. So kann er für den Fall, dass die Krankheit bei einer Heilbehandlung doch einmal auf ihn überspringen sollte, fest darauf vertrauen, dass er sie auch wieder loswird.

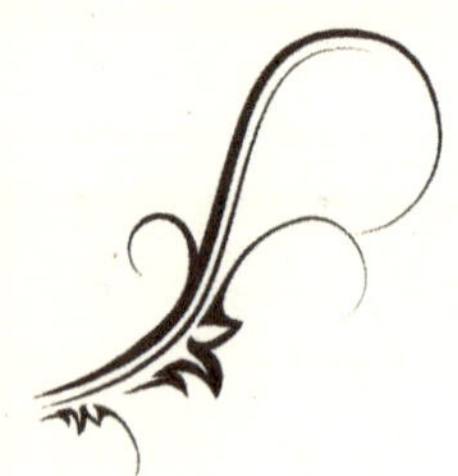

Schutzmethoden

Für den Schutz vor dem, was die Volksheilkunde als Überspringen einer Krankheit auf den Heiler bezeichnet, ist vor allem ein gesunder innerer Abstand während des Heilens notwendig. Manche Menschen brauchen dafür keine bestimmten Hilfsmittel, denn sie verfügen über eine gut entwickelte innere Grenze, die höchstens erschüttert werden kann, wenn sie sich zu viel auf einmal aufbürden. Doch nicht jeder hat dieses Glück, und das kommt nicht von ungefähr, denn wer die Feinfühligkeit zum Heilen besitzt, hat sie auch deshalb, weil er seine Grenzen öffnen und sich buchstäblich in den anderen einfühlen kann.

Stellen wir uns die Energie des Heilers einmal als weiße Wolke vor. Ein Teil dieser Energie – ein Wölkchen sozusagen – wandert während der Heilbehandlung zum Patienten, vermischt sich mit dessen Energiesystem und wandert dann zum Heiler zurück, der die während der Vermischung gewonnenen Informationen ausliest und erspürt. In der Praxis kann das sehr schnell gehen; erfahrenen Heilern reichen in einfachen Fällen schon Sekundenbruchteile, um zu erkennen, was bei ihrem Patienten im Argen liegt. Besonders medial veranlagte Heilerinnen wissen oft sogar schon im Voraus, wer sie in Kürze aufsuchen wird. Ihr Energiesystem ist so feinfühlig, dass sie spüren, was in der Luft liegt und welche »Wetterfront« auf sie zukommt (dies geht fließend in die Fähigkeit des zweiten Gesichts über).

Durch diese Feinfühligkeit können für den Heiler zwei Probleme auftauchen. Bringt er seine Energie – seine Erkundungswolke, um im Bild zu bleiben – nicht vollständig zurück, verliert er sie und laugt mit der Zeit aus. Der Patient erfährt zwar einen kurzen Energieschub, fällt danach aber wieder auf das ursprüngliche Niveau zurück, weil er nur Energie vom Heiler bekommen hat, aber keinen Impuls erhielt, kraft dessen er selbst wieder Energie erzeugen kann.

Diese Falle ist besonders für Einsteiger gefährlich, weil die anfängliche Besserung im Zustand des Patienten durch das Einbehalten der Energie des Heilers dazu führen kann, dass beide in einem ungesunden Kreislauf landen: Der Heiler gibt immer wieder Energie, der Patient nimmt sie immer wieder und es kommt zu einer kurzfristigen Besserung. Aber eine wirkliche Veränderung (also ein Anstoß zur Selbstheilung, zum Erschließen eigener Energiequellen) findet nicht statt. Heilerinnen, die ihre Energie ständig verausgaben, haben irgendwann nicht mehr genug für sich selbst.

Einer der wichtigsten Grundsätze des spirituellen Heilens lautet daher: Arbeite nicht mit deiner eigenen Energie, sondern lasse die heilende Kraft der Natur durch dich hindurchfließen. Heilende Arbeit ist in diesem Sinn eine mediale Aufgabe: Der Heilende zapft eine andere Energiequelle an (sei es durch sein Kräuterwissen, durch Gebete beziehungsweise das Fließenlassen heilsamer Energien der Göttin beim Handauflegen, in der Krafttierarbeit oder was auch immer man bevorzugt), deren Kraft er durch sich hindurch zu der erkrankten Person fließen lässt. Er ist – einfach gesagt – nicht die Energiequelle, sondern das Stromkabel.

Der zweite wichtige Punkt ist das Loslassen der vom Patienten empfangenen Informationen nach der Behandlung. Vernachlässigt der Heilende die innere Reinigung – reinigt er seine empfindsame Wolke also nicht regelmäßig –, dann schleppt er irgendwann sämtliche Sorgen und Nöte der Ratsuchenden ungefiltert mit sich herum und seine sonst so feinfühlige, schneeweiße Wolke wird irgendwann schmutzig und zerzaust. Das betrifft übrigens nicht nur Heilerinnen; auch Ärzte, Krankenschwestern, Therapeuten, Heilpraktiker und spirituelle Berater allgemein profitieren in ihrer Arbeit davon, wenn sie diese beiden Dinge beachten: die eigene Energie immer wieder bewusst zu sich zurückzuholen und sie zu reinigen, bevor man sie sich wieder einverleibt. Ein paar bewährte Methoden möchte ich an dieser Stelle vorstellen.

Die Energie zurückbringen

Um die eigene Energie zurückzubringen, nachdem man einen Patienten erspürt hat, reicht oft schon eine bewusste Visualisierung: Wenn die Behandlung beendet ist, ziehst du deine Energiewolke bildlich zu dir zurück, in deinen Solarplexus, und versiegelst sie dort.

Mit dem Solarplexus, der in den Heiltraditionen dieser Welt eine wichtige Rolle spielt, hat es eine besondere Bewandtnis: Etwa eine Hand breit unter dem Herzen im Zentrum des Leibes gelegen ist das Sonnengeflecht mit der bedeutendste Nervenknotenpunkt im menschlichen Körper überhaupt. (Ein fester Schlag in diese Region kann auf der Stelle den sogenannten Reflextod bewirken.)

Wer gern mit Visualisierungen arbeitet, kann sich auch vorstellen, dass auf Höhe des Solarplexus eine kleine Waschmaschine steht, in die er die Energie direkt hineinzieht und durchwaschen lässt, damit sie wieder klar und rein wird. (Wie du siehst, ist es also gar nicht nötig, sich irgendwelche hochgestochenen inneren Bilder einfallen zu lassen.)

Nach besonders schwierigen Fällen oder wenn man selbst nicht ganz fit ist, kann es allerdings sein, dass man das Zurückholen der Energie etwas greifbarer gestalten muss – zum Beispiel mit einem Stein.

Zu der großen Familie der Quarzkristalle (die auf der ganzen Welt für die Heilarbeit genutzt werden) gehören zum Beispiel: Achat, Bergkristall, Onyx, Jaspis, Aventurin, Rosenquarz, Karneol, Tigerauge, Citrin, Amethyst, Rauchquarz oder Chalcedon, die alle von großer Hilfe sein können. Man kann die eigene Energie durch den Quarz hindurch zu sich zurückrufen und sie dann, indem man den Stein in der Gegend des Solarplexus auf den Bauch legt, wieder in sich aufnehmen. Zur Reinigung der Energie kann man auch einen besonders gut erdenden Stein wie etwa den Hämatit mit dazunehmen und die Energie vom Quarz aus wie durch einen Filter noch einmal durch den erdenden Stein hindurchlaufen lassen.

Das braucht kein großes Drumherum: Besorg dir einfach Steine, die dich persönlich ansprechen, und mach dich mit ihnen vertraut, indem du sie eine Weile bei dir trägst. Wenn du spürst, dass ein gutes Team aus euch werden könnte, erklärst du den Steinen, wie du dir das vorstellst, und schon könnt ihr loslegen.

Übrigens: Vergiss bloß alles, was du je über das »Programmieren« von Steinen gehört hast. Ein Stein ist kein Computer, und außerdem geht es hier nicht um schnöde Arbeit, sondern um Freundschaft. Leg deine Steine hin und wieder in die Sonne, räuchere sie oder spüle sie mit fließendem kaltem Wasser ab (nach einer Zeit werden sie dir ganz von selbst mitteilen, was sie sich wünschen), damit auch sie sich regenerieren können.

Wer jeden Tag kurz nacheinander viele Patienten sieht, kann dieses Ritual natürlich nicht nach jedem einzelnen Patienten machen. Aber das ist auch gar nicht nötig, denn man kann es auch nach Feierabend für den ganzen Tag gebündelt durchführen. Wie so oft spielt auch hier die Routine eine wichtige Rolle: Wenn man es regelmäßig macht, gewöhnt man sich daran und irgendwann geht es fix von der Hand.

Eine dauerhafte Überlastung, wie sie zum Beispiel viele Mediziner in Krankenhäusern erleben, können solche Rituale natürlich nicht ausgleichen, das muss auch gesagt werden. Sie sind ausschließlich dafür gedacht, die eigene Kraft zu regenerieren und bewusst mit ihr umzugehen. Nicht mehr – aber auch nicht weniger.

Die Energie reinigen

Wenn du nicht der Typ für Visualisierungen bist, kannst du auch ganz praktisch vorgehen. Manche Heilerinnen tragen zum Beispiel während und nach ihrer Arbeit Steinschmuck, durch den die Energie, die zu ihnen zurückfließt, automatisch gefiltert wird. Hier haben sich Hämatit, aber auch Türkise sehr bewährt.

Es ist übrigens kein Drama, wenn man hin und wieder negative Energien aufgenommen hat. Das kann vorkommen, dann ist es nur wichtig, dass man sich spirituell reinigt.

Seit jeher werden dafür gerne magische Bäder wie die gleich beschriebenen benutzt.

Für sie alle gilt, dass sie ohne die üblichen Badezusätze genommen werden. Wenn du zuvor duschen möchtest, kannst du das gerne tun, aber ein magisches Bad ist ein magisches Bad, das der spirituellen Reinigung dient und kein chemisches Dufterlebnis darstellt.

Wer keine Badewanne hat, kann sich aus den jeweiligen Zutaten auch lauwarme Güsse bereiten, sie nach dem Duschen ein paar Minuten lang einmassieren und anschließend abspülen.

Das Salbeibad

Übergieße etwa eine halbe Tasse getrockneten Salbei mit ein bis zwei Litern kochendem Wasser und lasse ihn abgedeckt zehn Minuten ziehen. Gieße den Salbei anschließend durch ein Sieb und gibt ihn in die bereits gefüllte Badewanne. Bade mindestens eine Viertelstunde, danach trockne dich mit einem frischen Handtuch ab und ziehe frische Kleidung an.

Das Meersalzbad

Dieses Bad ist ein Klassiker, und das hat seinen Grund: Alles Leben kommt aus dem Meer, unserer großen Mutter. Neben der traditionell reinigenden Wirkung, die dem Salz zugesprochen wird, schwingt hier auch die Rückverbindung mit dem Ursprung und der mütterlichen Quelle allen Seins mit.

In die gefüllte Wanne gibst du eine gehäufte Tasse reines Meersalz und verfährst ansonsten wie beim Salbeibad.

Das Kokosbad

Die Kokosnuss ist zwar nun wirklich keine hiesige Pflanze, aber dieses Bad aus der afroamerikanischen Tradition ist einfach zu gut, als dass ich es hier nicht erwähnen könnte. (Du *musst* es ja nicht ausprobieren.)

Die Kokosnuss ist ein Symbol für den Kopf und ihre weiße Milch steht für Kühle, Klarheit und Reinheit.

Gib ein bis zwei Tassen Kokosmilch in die Badewanne.

(Alternativ kannst du auch Kokosflocken mit kochendem Wasser übergießen und eine Viertelstunde ziehen lassen, dann absieben und die Flüssigkeit ins Badewasser geben.)

Kokosbäder wirken ausgleichend und reinigend, sie nähren aber gleichzeitig auch und bauen einen wieder auf.

Minzöl

Der durchdringende Duft der Minze wirkt sowohl stark reinigend als auch sehr erfrischend. Vermische dafür ein paar Tropfen Minzöl mit einem Basisöl wie Sonnenblumen-, Mandel- oder Jojobaöl. Je nach Anwendungsbereich kannst du das Öl stärker mit Minze versetzen (zum Beispiel, wenn du es dir nur auf die Schläfen und in den Nacken tupfen willst) oder nur sehr wenig verwenden (wenn du den gesamten Körper damit erfrischen möchtest). Es ruft die Lebensgeister zusammen und gibt einen klaren Kopf.

Ausspucken

In manchen Gegenden war es früher nach oder auch während der Heilbehandlung üblich, dass man ausspuckte, um das Überspringen der jeweiligen Erkrankung der Patientin zu verhindern.

Dazu kann man heute mal schnell auf die Toilette verschwinden; das Ausspucken lässt sich so relativ unauffällig bewerkstelligen und ist daher auch von Leuten, die im hektischen Krankenhausalltag oder in Arztpraxen arbeiten, möglich, zum Beispiel in einer Pause oder nach Dienstschluss.

Allgemeiner Schutz für die innere Grenze

Vielleicht hast du manchmal generell das Gefühl, dass es um deine innere Grenze nicht allzu gut bestellt ist. Anzeichen dafür können zum Beispiel sein, dass die Stimmungen anderer Menschen schnell auf dich abfärben, auch wenn sie dir nicht besonders nahestehen, oder dass du dir alles viel zu sehr zu Herzen nimmst.

Aber bei jedem zeigt es sich anders: Bei den einen ist es Heißhunger auf Süßes, andere trinken immer mehr Kaffee, bei wieder anderen sind es Kopf- oder Rückenschmerzen oder Verspannungen im Nacken. Es gibt natürlich noch viele mögliche Anzeichen mehr. Hör also gut in dich hinein, schließlich kennst du selbst dich am besten.

Unsere Vorfahren, denen diese Probleme auch schon bekannt waren, verwendeten vor allem rote Steine wie die Koralle oder den Karneol, um sich vor Kraftverlust zu schützen und mit der eigenen Energie gut hauszuhalten. Rote Steine stärken die Lebenskraft, sie geben Energie und helfen die nötige Portion Ichbewusstsein zu entwickeln. (Dabei geht es um gesunden Egoismus, nicht um Egozentrik.)

Die Kette, an der du den roten Stein trägst, sollte nach Möglichkeit so lang sein, dass er über deinem Solarplexus liegt.

Manche Menschen machen die Erfahrung, dass sie sich aufgewühlt und wütend fühlen, wenn sie rote Steine verwenden. Nichts kommt aus dem Nichts, das hat also seinen Grund, und den sollte man erforschen.

Falls es dir auch so geht und dir diese Reaktion unangenehm ist (ein reinigendes Gewitter kann ja auch viel Gutes haben), leg den roten Stein ruhig wieder ab, bleib aber am Thema dran. Deine Wut hat eine Ursache, und diese zu ignorieren wird das Problem nicht lösen.

Während du daran arbeitest, kannst du den roten Stein als Indikator verwenden und ihn probeweise immer mal einen Tag lang bei dir haben. Der Stein macht nur sichtbar, was bereits da ist, und mit seiner Hilfe kann man die eigenen Fortschritte wie mit einem Stimmungsthermometer messen, jedenfalls wenn man der Typ ist, bei dem rote Steine auf diese Weise anschlagen.

Beim Gedanken an die innere Grenze kann es übrigens auch sehr hilfreich sein, sich die alten Heiler und Heilerinnen zu vergegenwärtigen: Sie waren bisweilen tatsächlich knorrige Originale und hatten ihre Grundsätze im Leben. Im Unterschied zu vielen heutigen Strömungen, in denen es als chic gilt, für jeden ein bisschen was von allem zu sein, haben sie ihre Möglichkeiten, aber auch ihre Grenzen genau gekannt und sich von niemandem auf der Nase herumtanzen lassen.

Neben den roten Steinen ist speziell der Jett (die auch als Gagat bekannte Pechkohle) für Menschen empfehlenswert, die viele Spannungen aushalten müssen – und Heilerinnen gehören definitiv dazu!

Früher wurde Jett zudem als Schutzstein verwendet, der den bösen Blick abhalten sollte. Er hilft also auch gegen Neid, negative Gedankenpfeile und jede sonstige Form von belastenden Spannungen, die in der Luft liegen. Oft wird er zusätzlich noch mit einer roten Perle oder einem roten Stein verziert. (Im Kapitel über Steine werde ich ausführlich auf den Gagat eingehen.)

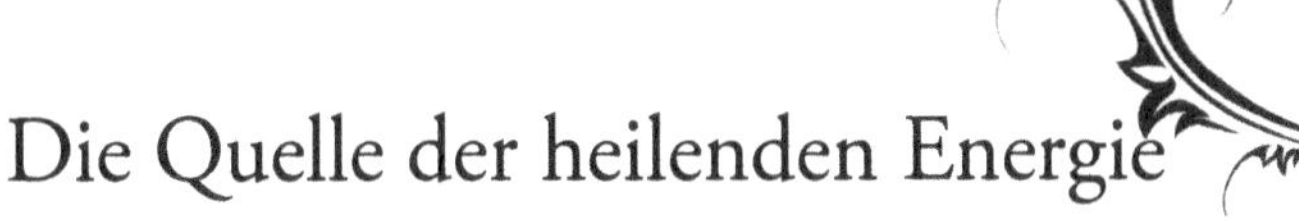

Die Quelle der heilenden Energie

Ich musste kürzlich sehr schmunzeln, als ich eine entrüstete Frau hörte, die sich wortreich beschwerte, dass in einem traditionellen Heilbüchlein nur christliche Sprüche verzeichnet waren. Nun, was sollte denn auch sonst darin stehen? Unsere Vorfahren waren größtenteils christlich, wobei dieses Christentum nicht unbedingt dem entsprach, was wir heute darunter verstehen. Nicht ohne Grund gab es im 16. Jahrhundert und auch danach noch kirchliche Erlässe, in denen die Priester aufgefordert wurden, doch endlich mit dem Zaubern und Wahrsagen aufzuhören.

Aber was heißt schon 16. Jahrhundert? Vor einer Weile erzählte mir eine Frau von einem mit ihr befreundeten Pfarrer, den eines seiner Schäfchen gebeten hatte, eine negative Energie aus dem Haus zu schaffen. Der Pfarrer war über dieses Anliegen – gelinde gesagt – erstaunt. Doch statt Erklärungen bekam er zu hören, dass sein Vorgänger so etwas regelmäßig gemacht hätte, und zwar mithilfe eines schwarzen Hundes, der sich nie in eine negative Ecke legen würde. Auf diese Weise konnte der schlechte Platz identifiziert und anschließend gereinigt werden.

Das ist Volksmagie pur und zeugt außerdem von großer Sachkunde.

Da sieht man mal wieder, was unter der scheinbar aufgeklärtrationalen westlichen Oberfläche so alles schlummert. Wobei das nicht nur für die Volksmagie gilt: Das halbe Land bestellt beim Universum, liest Horoskope, spricht mit Engeln oder zündet hin und wieder eine Kerze für jemanden an, aber an Magie glaubt hier nun wirklich niemand.

Wie aber wirkt die heilende Kraft?

Wir leben in einer extrem kopfverliebten Zeit. Wir wollen alles verstehen, mit dem Kopf durchexerzieren, beweisbar, wiederholbar machen. Dahinter steht nichts anderes als eine riesige Unsicherheit, zu der wir von klein auf erzogen werden. Die Gefahr ist groß, dabei die Kraft zu verlieren, die einen durchs Leben trägt, nicht nur beim Heilen. Daher möchte ich die Frage nach der Wirkweise der heilenden Kraft mit einem Ausspruch beantworten, der schöner nicht sein könnte; er stammt vom Oberhaupt einer Zigeunerfamilie, einem Mann, der selbst ein großer Heiler war:

> »Warum versuchst du immer zu verstehen? Überlasse die Entdeckungen denen, deren Aufgabe hauptsächlich darin besteht zu entdecken. Begnüge dich mit dem, was du verwirklichen kannst, und nimm es an. Wenn nicht, so wird dir die Freude durch das Loch der Langeweile aus dem Herzen weichen, und deine Hände werden nie wieder Sonnen für diejenigen sein, in deren Seele und Herz die Kälte wohnt.«[5]

Oder nehmen wir Galsan Tschinag, den mongolischen Schamanen, der zu DDR-Zeiten in meiner Heimatstadt Leipzig Germanistik studiert hat. Er kennt beide Seiten, die europäische und die einer traditionellen Kultur. Über die Europäer sagt er:

5 Derlon: *Heiler und Hexer*, S. 63

»Sie haben Angst. Und sie sind kritisch, sie zweifeln. Ich rede immer von den Würmern des Zweifels, von den dick gefütterten, frech-unheiligen Würmern des Misstrauens. Viele Menschen halten das für ihre Stärke. Zweifeln, misstrauen sei eine Kultur, denken sie. Sie haben immer einen dunklen Gedanken bei sich als ihren ewigen Schatten, der letztendlich zwischen ihnen und dem Universum steht.«[6]

Jeder spirituell Heilende, der ehrlich mit sich und anderen ist, weiß, dass er im Grunde nichts weiß. Man hat seinen spirituellen Pfad und seine eigenen Erklärungen, wie die Heilung zustande kommt. Aber in Wirklichkeit weiß man es nicht. Wobei die entscheidende Frage wäre, ob dies überhaupt eine Frage des Wissens ist.

Im ersten Zitat dieses Kapitels klang es bereits an: Entdeckungen sind etwas für Entdecker, für Forscher und Wissenschaftler. Von Gefühl, Intuition und spiritueller Kraft ist da keine Rede. Die rationale Methode mag sich in vielen Bereichen des Lebens wunderbar bewähren, nur dürfen wir nicht den Fehler machen, sie für die einzige oder gar alleingültige zu halten. Übrigens gilt auch in der Forschung, dass man mit der falschen Methode nicht zur angemessenen Lösung eines Problems kommt, und so mancher Wissenschaftler sagt frei heraus, dass ihm die entscheidende Idee im Traum oder einem intuitiven Moment gekommen ist.

Unser Kopf ist ein wunderbares Hilfsmittel, um Dinge zu erkennen, zu bewerten und einzuordnen. Aber nur das Herz verfügt über die Kraft, die fließen muss, um spirituelle Heilung zu bewirken. Dies gilt auch für die klassische Medizin: Die meisten Ärzte wissen, dass man emotional zu einem Patienten

6 Tschinag, S. 198

durchdringen muss, damit sich ein Wandel vollziehen kann. Ein Arzt mag noch so viele einleuchtende Argumente für mehr Bewegung und gesündere Ernährung an eine Diabetespatientin richten. Wenn er dabei nicht emotional zu ihr durchdringt, wenn das Gefühl nicht an den Punkt kommt, an dem es klick macht, wird sich wenig ändern.

Wobei es nicht nur in solchen Situationen klick machen kann. Manchmal führt uns das Leben ganz von selbst an diesen Punkt, ohne dass etwas von außen kommen würde, wie bei Rauchern, die von einem Tag auf den anderen aufhören. Und nicht jeder Patient will überhaupt emotional berührt werden, sich also auf einen Prozess der Heilung mit allen unsicheren Momenten, die das eben auch bedeutet, einlassen. So manchem ist nur das Rezept für eine neue Schachtel Tabletten wichtig. Denn eine vertraute Krankheit kann beruhigender wirken als die ungewohnten Freiheiten, die das Gesundwerden mit sich bringen würde. Zudem kann es sehr bequem sein oder ersehnte Aufmerksamkeit bringen.

Ihr seht also: Das Thema ist so vielschichtig wie die Menschen selbst. Da können sich der Arzt, die Heilpraktikerin oder ein Heiler noch so sehr abstrampeln. Wenn nicht wenigstens so viel Offenheit seitens des Patienten besteht, dass er oder sie sagt (und es auch so meint) »Ich versuche es.«, dann können sie tatsächlich nicht mehr machen, als den Rezeptblock zu zücken oder Empfehlungen zu geben.

Oft beruht das Nichtwollen von Patienten auf tiefer liegenden Ursachen, ist also in Wahrheit ein Nichtkönnen, weil innere Hürden den Weg versperren. Einige Menschen haben zum Beispiel die tiefe innere Überzeugung, Heilung gar nicht verdient zu haben. Und damit sind wir auch schon wieder bei der Schuldthematik, die ich bereits angesprochen hatte. Als wäre Krankheit die Strafe für irgendetwas, eine Art Buße für ein Vergehen, für etwas, das man falsch gemacht hat. Solche Muster kommen oft noch aus der Kindheit (»Weil du nicht artig warst!«) und können entsprechend tief und fest sitzen. Die meisten Menschen sind sich dessen übrigens nicht bewusst, man muss sie deshalb erst einmal dafür sensibilisieren, dass sie Heilung haben dürfen und nicht erst ihre »Strafe« absitzen müssen.

Doch kommen wir zurück zur Quelle der heilenden Energie. Gerade für Heilerinnen und Heiler ist es wichtig, sich Gedanken darüber zu machen. Bei den alten Gebetsheilern war es einfach: Ihnen standen (und stehen) bei der Arbeit neben der Heiligen Dreifaltigkeit und Maria, der Mutter Gottes, auch die zahlreichen Heiligen mit ihrem breiten Kompetenzspektrum zur Seite. Wenn du christliche Wege gehst, wirst du dich damit auskennen, falls nicht, gibt es zahlreiche Bücher und Webseiten, die dir die entsprechenden Informationen geben. Dass ich die Heiligen in der im nächsten Kapitel folgenden Aufstellung der heilenden Wesenheiten nicht erwähne, beruht keineswegs auf Engstirnigkeit, sondern allein darauf, dass andere davon einfach mehr Ahnung haben als ich.

Für alle, die die alten Götter in ihre Heilarbeit einbeziehen möchten, habe ich einige zusammengestellt. Bitte denke aber daran, dass vor allen Aufzählungen und Beschreibungen die persönliche Verbindung zu einer Gottheit steht. Wenn du mit einer Gottheit oder generell mit einer Wesenheit (also auch Naturgeistern, Engeln und dergleichen) nicht warm wirst, nutzt es nichts. Ihr müsst euch verstehen, du musst eine Rückmeldung spüren, sonst ist es nur Kosmetik, aber keine tief greifende Arbeit. Wenn deine Lieblingsgottheit den Überlieferungen nach keine heilende Gottheit sein sollte, du aber trotzdem deine Heilarbeit mit ihr gestalten willst, dann versuche es ruhig. Frage sie oder ihn in einem Orakel oder in Meditationen, ob eine Zusammenarbeit in diesem Bereich möglich ist. Spüre in dich hinein, ob du eine Rückmeldung fühlst oder im

Alltag ein Zeichen erhältst. Das, was Gottheiten in Büchern und Texten sind, ist nur ein kleiner Ausschnitt. Was zählt, ist das, was sich zwischen dir ganz persönlich und deiner Gottheit abspielt.

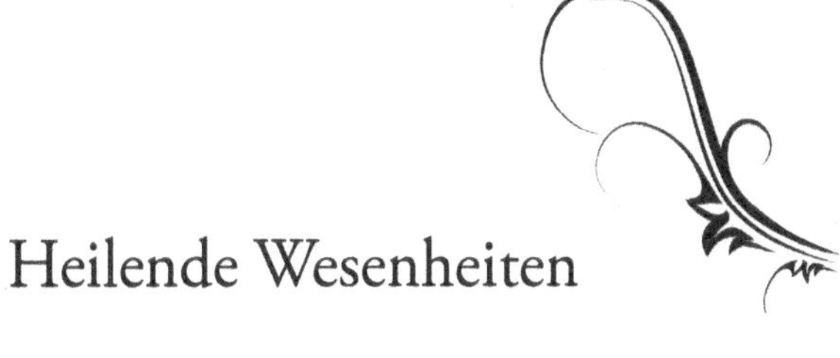

Heilende Wesenheiten

Was den einen oder die andere von euch vielleicht verwundern mag: In der folgenden Aufstellung finden sich Wesenheiten unterschiedlicher Kulturkreise. Ich habe tatsächlich lange überlegt, ob ich nur »einheimische« Wesen und Gottheiten einbeziehe oder global denke. Auf den ersten Blick erscheint es stimmiger, nur hiesige Wesenheiten zu erwähnen, dann aber wird klar, dass zum Beispiel auch Isis eine bei uns heimische Göttin ist, der unter anderem in Mainz und Köln Heiligtümer gewidmet waren; und man darf wohl davon ausgehen, dass sie nicht die einzige Gottheit ist, die so wanderfreudig war. Unsere Vorfahren waren geistig viel offener als so mancher Dogmatiker von heute, was wohl auch daran lag, dass sie keine schlauen Bücher gewälzt, sondern vor allem aus ihren unmittelbar eigenen Erfahrungen mit der geistigen Welt gelernt haben.

Was wirkt, wo man eine Rückmeldung spürt, das verbreitet sich – damals wie heute. Gottheiten kamen und gingen. In traditionellen Gesellschaften, denen wir so gerne unterstellen, sie würden in einer Art immerwährender guter alter Zeit leben, ist das nicht anders. Der Wandel ist allgegenwärtig.[7]

Mir geht es bei diesem Thema vor allem auch darum, dass das Hexentum ein freier Weg ist. Und das heißt: Entweder du bist

7 Siehe z.B. Parrinder

frei oder du bist es nicht. Ein bisschen frei gibt es genauso wenig wie ein bisschen schwanger.

Frei zu sein aber ist keineswegs gleichbedeutend mit Beliebigkeit. Das wird oft verwechselt oder absichtlich falsch dargestellt, um freie Menschen einzuschränken beziehungsweise zu verunsichern und schnell wieder in die gut kontrollierbare Unfreiheit zurückzubugsieren. Frei zu sein heißt, dass man sich dessen bewusst ist, dass man seine Entscheidungen selbst trifft und sich das auch in der Praxis zugesteht, egal, was andere meinen. Getreu dem Motto: Wenn jeder vor seiner eigenen Tür kehrt, wird es überall sauber. So einfach ist das.

In zahlreichen Gesellschaften wurden ähnliche Erfahrungen gemacht, sodass sich vielerorts beinahe identische Wesenheiten finden; diese werden manchmal als Archetypen, also Urbilder menschlicher Erfahrungen, bezeichnet.

Ein einfaches Beispiel verdeutlicht das noch besser: Schau dir einen Apfel an. Im Englischen ist er ein *apple*, bei den Portugiesen heißt er *maçã*, die Franzosen sagen *pomme*, die Türken *elma*, die Kroaten *jabuka*, und die Isländer bezeichnen diese Frucht als *epli*. Ist der Apfel selbst deshalb weniger ein Apfel oder anders ein Apfel?

Es kann Unterschiede geben; manche Kulturen lieben Äpfel und haben viele Rezepte, um sie zuzubereiten, in anderen sind sie nicht so wichtig. Aber der Apfel selbst bleibt immer ein Apfel, ob man ihn nun schätzt oder nicht. Ähnlich ist es mit den spirituellen Energien: Überall wurden Namen für sie gefunden, aber die Kraft dahinter ist das eigentlich Entscheidende. Egal, wie du deinen »Apfel« nennst, er ist und bleibt im Wesen dasselbe.

Habe bei der Arbeit mit Wesenheiten Vertrauen in dein Gespür und glaube nichts einfach so. Glauben ist nicht wissen und echtes Wissen ist mehr als das Verstehen mit dem Kopf, es kommt aus Erfahrungen. Lass dir niemals den Humor stibitzen, gerade wenn du unsicher bist oder nicht genau weißt, welchen Weg du einschlagen möchtest. Kein Druck, kein Stress. Diese beiden Spießgesellen helfen nicht, wenn es darum geht, heilende Energien in Fluss zu bringen, also kannst du auch getrost auf sie verzichten.

Apollo

Apollo ist der goldige Sonnenjunge der griechischen Mythologie und beherrscht auch die alten Heil*künste* wie Musik und Poesie. Heute werden sie kaum so wahrgenommen, wobei mittlerweile in manchen türkischen Krankenhäusern nach Operationen bereits wieder die traditionellen heilenden Lieder für die Patienten gespielt werden.

Musik wirkt ganz direkt über die Emotionen, auf die Seele und den Körper ein, sie kann stärken, beruhigen, aufputschen oder einem den letzten Nerv rauben. Mit Klangschalen zum Beispiel lässt sich der Körper unmittelbar beeinflussen, aber auch Musikwellen durchfluten nicht nur die Ohren, sondern den ganzen Menschen, sonst würde niemand in Konzerte gehen.

Mit Apollo kann man an Krankheiten arbeiten, die Licht und Wärme (auch im übertragenen Sinn) benötigen. Er ist der Spezialist fürs Augen-Licht (die große Optiker-Kette hat ihren Namen nicht zufällig gewählt), für Klarheit und für emotionalen Sonnenschein. Wenn du unsicher bist, wo du anfangen sollst, bist du bei ihm richtig. Der Eid des Hippokrates, dem sich Ärzte bis heute verpflichten, beginnt nicht ohne Grund mit ihm.

Für die Zusammenarbeit mit Apollo (oder auch anderen Wesenheiten) kannst du einen kleinen Altar einrichten. Schmücke ihn in diesem Fall mit einem gelben Tuch. (Es geht auch eine gelbe Stoffserviette oder ein gelbes Bandana.) Stelle eine gelbe Kerze darauf und lege davor etwas, was deine Erkrankung symbolisiert. Das könnten etwa sein: eine Bandage, ein Pflaster, ein Röntgenbild, ein Zettel mit Laborwerten, deine Medikamente, ein Foto der betroffenen Körperstelle oder bei seelischen Leiden ein abstraktes Bild, das du aus Farben malst, die deinem Gefühl entsprechen. Stelle außerdem frische gelbe oder weiße Blumen auf den Altar und lege ein Stück Bernstein dazu sowie ein Schlangensymbol.

Sobald du Zeit und Ruhe hast, zünde die Kerze auf deinem Altar an und besprich dich mit Apollo, bete zu ihm oder meditiere einfach in aller Ruhe. Man muss nicht immer etwas machen, man kann auch einfach den Moment auf sich wirken lassen, um innere Stärkung zu erfahren.

Wenn dir das alles zu viel Aufwand ist, sei es aus zeitlichen oder räumlichen Gründen, besorge dir einen Bernstein. Ritze mit einer Nadel oder mithilfe eines Dremels den Namen Apollo hinein und zusätzlich das Symbol der Sonne, einen Kreis mit Punkt in der Mitte. Trage den Stein anschließend bei dir, am besten direkt auf der Haut.

Äskulap/Hermes

Äskulap ist ein Sohn des Apollo, der im Gegensatz zum strahlend schönen Vater eher als erdverbundene Wesenheit gesehen wird. Er lernte von Chiron die Heilkunst und galt als unfehlbarer Heiler, meisterhafter Chirurg und Kräuterkenner. In den antiken Heiligtümern, die ihm gewidmet waren, wurde der Tempelschlaf praktiziert, das heißt: Man schlief dort, um im Traum Anweisungen zur eigenen Heilung zu empfangen (eine typisch schamanistische Methode).

Heute fragen sich die meisten von uns unwillkürlich: Wie ging das denn? Woher bezogen die Menschen die Sicherheit, dass sich ein hilfreicher Traum einstellen würde? Und was, wenn kein Traum kam?

Das Vertrauen auf die Kräfte der Intuition ist bei vielen nicht gerade stark ausgebildet. Man müsste dafür in einer Kultur leben, in der es ganz normal ist, zum Tempel zu gehen, um im Traum einen Rat zu empfangen. Doch auch heute kann man Äskulap noch um Hinweise bitten, sei es im Traum, im Halbschlaf, in Meditationen oder anhand bedeutungsvoller Zufälle.

Genau wie Apollo sind auch Äskulap der Lorbeer und die Schlange heilig; man könnte ihn durchaus als einen halbmenschlichen Avatar von Apollo ansehen. Seine Geburt durch die Hilfe von Hermes sowie dessen Stab, dem Caduceus mit den zwei Schlangen, bringen beide Gottheiten eng zusammen. Er war übrigens nicht der Einzige, dem dieser Zauberstab gehört, auch Iris und die Glücksgöttin Felicitas trugen einen Caduceus.

In manchen Mysterienschulen wird Hermes aufgrund der Nähe zu Äskulap bis heute als heilende Gottheit verehrt, und wer bereits eine Beziehung zu ihm aufgebaut hat, kann auch mit Hermes beziehungsweise Merkur, der so viel mehr ist als nur ein Götterbote, am Thema Heilung arbeiten.

Baba Yaga

Die Baba ist wörtlich übersetzt die Großmutter oder Alte. Sie ist als Baba Yaga, Jezi Baba oder Baba Roga bekannt und eine Waldgöttin, die für Leben und Tod zuständig ist, auf ihre Art der Frau Holle nicht unähnlich. Wie so viele heilende Göttinnen tritt auch die Baba Yaga oft als Triade auf, also als dreifache Göttin. In vielen Märchen und Geschichten hat sie zwei Schwestern und der Ratsuchende wird von einer zur nächsten geschickt, um seine Aufgaben zu lösen.

Bis heute gilt die alte Baba selbst unter naturspirituell Interessierten als unheimlich und gefährlich, wenn von ihr etwa als »dunkler Göttin« die Rede ist. Das ist aber kaum der richtige Weg, denn es setzt das Muster fort, selbstbestimmte weibliche Wesenheiten in eine düstere Ecke abzuschieben. Die unbestechliche weibliche Kraft wird damit immer noch negativ betrachtet, auch wenn man heute politisch korrekt »dunkel« statt »böse« sagt. Eine wirkliche Änderung der Sichtweise ist das aber nicht.

Die Baba Yaga ist als »alte Hexe Knochenbein« bekannt, sie begleitet die Menschen über den Tod hinaus. Sie verfügt aber auch über das Wasser des Lebens, mit dem sie Tote wiederauferstehen lassen kann.

Hier finden wir eine uralte schamanische Göttin des Werdens und Vergehens. Baba Yaga steht mit zahlreichen Symbolen in Verbindung, zum Beispiel mit Roggenkörnern, Heilkräutern aller Art, mit Mörser und Stößel, dem Besen, der Mohnpflanze, einem Kessel, dem Metall Eisen und natürlich mit ihrer Izbushka, der Hütte, die auf einem Hühnerbein steht.

Auch wenn die Baba Yaga in vielen Geschichten zur bösen Hexe gemacht wurde, ist sie erstaunlich hilfsbereit, gibt Suchenden zum Beispiel ein magisches Wollknäuel mit, damit sie ihren Weg finden und ihr Glück machen. Nur weil sie gerne prüft, ob die, die zu ihr kommen, auch reinen Herzens sind, muss man sie noch lange nicht verteufeln.

Im Gegensatz zu vielen längst vergessenen Wesenheiten wird die Baba Yaga übrigens bis heute innig geliebt, trotz oder gerade wegen ihrer knorrigen Art. (In den alten russischen Märchenfilmen wurde sie oft von einem Mann gespielt, um ihre herbe Art zu unterstreichen.) Sie erscheint als weises Schlitzohr, eine weibliche Trickserin, die den Leuten hilft, ihre Ziele zu erreichen, indem sie sie auf die Probe stellt.

Wenn du magisch mit ihr arbeiten möchtest, lies ein paar der Märchen, die von ihr handeln, damit du ein Gefühl für die

Energie bekommst, die zwischen den Zeilen überall aufblitzt. Fülle dann einen Mörser zur Hälfte mit einer Mischung von einem Drittel deiner liebsten Heilkräuter, einem Drittel Roggenkörner und einem Drittel Mohnsamen. Gib ein Bild der Person, für die der Heilzauber sein soll, auf die Kräuter im Mörser. Bedecke das Bild mit einem kleinen Teil der Mischung und lege den Stößel darauf. Entzünde eine weiße, eine rote und eine schwarze Kerze (die Farben ihrer drei Reiter) vor dem Mörser und sprich deinen Heilungswunsch aus und auch das, was du (beziehungsweise der Patient) dafür zu tun bereit (b)ist. Lass die Kerzen herunterbrennen und den Mörser unberührt stehen, bis sich der Zustand des Betreffenden gebessert hat.

Die Baba Yaga ist besonders bei schweren Erkrankungen und allen weiblichen Themen eine gute Ansprechpartnerin.

Bastet

Bastet, die ägyptische Katzengöttin, ist für alle Dinge zuständig, die das Leben erst lebenswert machen: Musik, Düfte, Liebe, Magie, Tanz, Sinnlichkeit und natürlich Heilung. Nach manchen Überlieferungen wurde bei ihren Festen, ganz ähnlich wie in der Geschichte um Baubo und Demeter, unter großem Gelächter und wilden Tänzen die Vulva entblößt, um alle Traurigkeit und jedes Übel abzuschütteln.

In der heutigen Zeit ist Bastet eine großartige Helferin bei nervösen Erkrankungen aller Art, zu denen auch Stress und Schlaflosigkeit gehören sowie Probleme, die durch das Berufsleben entstehen.

Überarbeitung ist an sich schon ein Zeichen für mangelnde Lebensfreude, weil der oder die Betreffende vergessen hat, dass wir nicht leben, um zu arbeiten, sondern arbeiten, um zu leben. Dieses Vergessen wird oft schon in Kindertagen angelegt, wenn

Leistung statt Lebensfreude in den Vordergrund gestellt wird. Dieses Muster ist also nicht auf die leichte Schulter zu nehmen, so etwas sitzt tief und braucht liebevolle Arbeit, um sich aufzulösen.

Bastet hilft allen, die es nicht schaffen, gut für sich zu sorgen, oder andere dazu drängen, die Rolle des emotionalen Versorgers für sie zu übernehmen. Wenn du dich bei Gedanken erwischst wie »Weil mein Partner (das Kind, die Eltern, die Geschwister, die Freundin oder wer auch immer) sich nicht so verhält, wie ich es mir vorstelle, kann ich nicht glücklich sein«, ist es höchste Zeit für Bastets Lebensfreude! Sie führt zur Selbstverantwortung und zur Rückgewinnung der eigenen Kräfte. Keiner ist dazu verpflichtet, dich glücklich zu machen – niemand außer dir selbst.

In meiner Arbeit als Kartenlegerin lerne ich mitunter Menschen kennen, die Jahre und Jahrzehnte darauf warten, dass sich ein bestimmter Mensch endlich »richtig« verhält und sie glücklich macht. Wie traurig!

Denn was hätten sie in all den Jahren nicht alles erleben können, wie viel Freude ist ihnen entgangen. Ganz abgesehen von der Verbitterung, die entsteht, wenn sie eines Tages erkennen: Ich habe völlig umsonst gewartet.

Glücklich sein zu wollen ist kein Zeichen für Egoismus, im Gegenteil, es hält gesund und strahlt auf andere ab. Ein glücklicher Mensch wirkt ansteckend, strahlt Zuversicht und Lebensmut aus. Wer behauptet, Glück oder die Suche danach wäre etwas Egoistisches, ist doch bloß neidisch, und das nicht zuletzt aus Hilflosigkeit, weil ihm die inneren Werkzeuge fehlen, es selbst zu erreichen. In einem solchen Fall ist Bastet eine liebevolle Lehrerin, die hilft, seelische Vereisungen aufzutauen, Verhärtungen zu lösen und Gram durch Lebensfreude zu ersetzen.

Um mit ihr zu arbeiten, verwende eine kleine Bastetstatue oder eine Katzenfigur deiner Wahl. Auch Fotos oder Postkarten sind eine schöne Idee; Hauptsache, die Abbildung spricht zu deinem Herzen. Schenke ihr Parfum, räuchere für sie und sorge für fröhliche Musik im Hintergrund, während du mit ihr sprichst. Natürlich sieht sie auch gerne (Futter-)Spenden für Tierheime, die ihren Schützlingen ein Obdach geben. Magie muss nicht immer »magisch« sein im Sinne von Kerzen, Zaubern oder dergleichen, sie kann ruhig auch ganz praktisch gestaltet werden.

Baubo

Baubo ist die Göttin der Vulva, die in vielen alten Kulturen als Schutzsymbol galt, das alles Übel abhält. Sie ist die Quelle, der Ursprung und das Tor ins Leben. Man findet die Vulva stilisiert als Raute oder Dreieck, das auf der Spitze steht, sowie in Form von Kaurimuscheln, die durch ihre Form stark an das weibliche Geschlecht erinnern und auch in Europa geschätzte Amulette waren. Das Motiv der Göttin mit stark betonter Vulva findet sich bereits auf frühzeitlichen Abbildungen und wurde in Form von Figuren wie den Sheela Na Gigs bis ins Mittelalter hinein gepflegt.

Baubo ist bekannt dafür, dass sie Demeter aufheiterte, als diese betrübt über den Verlust ihrer Tochter war.

Sie ist eine großartige Helferin bei emotionalen Verstimmungen und in Krisenzeiten. Wenn nichts mehr geht und die Verzweiflung überhandnimmt, wie es bei schweren oder langwierigen Erkrankungen der Fall sein kann, ist Baubo eine starke Helferin, die das Lachen zurückbringt.

Auch wenn man nicht alles steuern kann, hat man doch eines zumindest immer in der Hand: Wie man mit den Dingen des Lebens umgeht. Und so ist Baubo natürlich auch eine gute Begleiterin durch Schwangerschaft und Geburt – ein Gebiet, auf dem frau mittlerweile schon ausgereiften Humor braucht, um sich nicht verrückt machen zu lassen.

Wecke Baubos Energie durch ein stilisiertes Bild oder mithilfe von Kaurimuscheln als Schmuck. Verwende rote Kerzen und gestalte ihren Platz (wenn du ihr einen kleinen Altar widmen willst) in Rottönen, die dir angenehm sind.

Rot ist die Farbe des Lebens, sie wird seit Urzeiten benutzt, um Unheil und Krankheiten fernzuhalten. Das gilt übrigens auch in der männlichen Variante. Bis heute gibt es vor allem in Italien das »corno rosso«, also das rote Horn, welches Unglück, den bösen Blick und Krankheiten abhalten soll und wie eine kleine rote Chilischote aussieht.

Brighid/Brigida von Kildare

Brighid ist eine Lichtgöttin, die im Hexentum ihren Festtag am 1. Februar hat, einem der acht großen Jahreskreisfeste. Daran kann man bereits ihre besondere Stellung ablesen und auch daran, dass sie im Christentum ebenfalls verehrt wird – als Brigida von Kildare. Sie regiert über die beiden Urelemente Feuer und Wasser, ist aber auch eine Schmiedegöttin, also wichtig für Transformation und Initiationen.

Wenn du das Gefühl hast, dass deine Krankheit dir etwas sagen will, wenn Beschwerden immer wiederkommen und du noch nicht erkennen kannst, woran das liegt, dann wende dich an Brighid und bitte sie darum, dass dir ein Licht aufgeht.

Sie kann für alle Themen rund um Heilung, Wohlbefinden und Selbsterkenntnis angerufen werden.

Für die Zusammenarbeit mit Brighid sind Schwimmkerzen ideal, die ihre beiden Elemente Wasser und Feuer zusammenbringen. Wenn du unsicher bist, wie du ihr am besten nahekommen kannst, gehe ins Freie an einen See oder Fluss und meditiere dort. Sollte dir das körperlich nicht möglich sein, lass dir eine schöne Postkarte mit einem See beziehungsweise Fluss als Motiv bringen oder visualisiere einen solchen Ort und bitte Brighid, dir zu helfen.

Cernunnos/Herne

Cernunnos, der keltische Gott mit dem Hirschgeweih (wörtlich: der Gehörnte), ist sehr wahrscheinlich um einiges älter als die keltische Kultur und verweist auf schamanische Wurzeln frühester Zeiten. In der heutigen spirituellen Arbeit unterstützt er die Erdung und das Zu-sich-Kommen in unserer schnelllebigen Zeit. Er steht für die Urkraft, die das Wesentliche im Leben bewegt, und ist damit auch ein Helfer, wenn man selbst nicht mehr weiß, welches der richtige Weg ist, und die Situation unübersichtlich wird.

Wenn jemand krank wird, zeigen manche ihr wahres Gesicht und wollen die geschwächte Person mit ihren »guten Ratschlägen« und »nur lieb gemeinten Tipps« in Wirklichkeit bloß nach ihrer Pfeife tanzen lassen. Da geht es mehr darum, die Heilsbringerin zu spielen, als darum, ein Ohr für den anderen und seine Bedürfnisse zu haben. Der Volksmund ist da sehr genau, denn wer ein Ohr für jemanden hat, hört zu und redet nicht die ganze Zeit selbst.

Ich sehe darin einen Punkt, den man generell bedenken sollte. Kranke werden mit Informationen, Ratschlägen und Hinweisen überhäuft, aber wer hört ihnen eigentlich mal zu?

Manchmal kommt einem die reflexhafte Rat-Schlägerei wie eine Abwehrhaltung vor, nach dem Motto: Ich gebe schnell Tipps, dann muss ich das Leid des anderen nicht wirklich an mich herankommen lassen. Das ist nicht als Vorwurf zu verstehen, aber man sollte doch einmal darüber nachdenken. Viele

Leute haben zwischen all ihren Verpflichtungen und Aufgaben kaum noch die Zeit und die Kraft, einem anderen wirklich zuzuhören, aber auch im Dschungel der ärztlichen Möglichkeiten und Therapievorschläge kommt man sich manchmal sehr allein gelassen vor.

Wenn dir der Kopf schwirrt, wenn du unsicher oder ratlos bist, meditiere mit Cernunnos. Nimm dafür eine Figur von ihm, ein Stück Hirschgeweih oder -fell, ein Bild oder das Foto eines Hirsches, suche dir ein ruhiges Plätzchen und zünde eine Kerze an. Bitte ihn im stillen Zwiegespräch um seine Unterstützung und darum, dass er dir einen klaren Weg aufzeigt und dir hilft zu erkennen, was das Beste für dich ist. Du kannst ihn auch bitten, dich mit Menschen zusammenzubringen, die dir zuhören, oder dein Umfeld dafür zu sensibilisieren, dass du mehr Anteilnahme brauchst.

Denke daran, dass Mitgefühl keine Einbahnstraße ist. Wann hast du zuletzt jemandem in aller Ruhe zugehört und ihn einfach mal ausreden lassen, ohne Ratschläge zu erteilen? Probiere es aus, du wirst erstaunt sein, wie anders Gespräche verlaufen können, wenn man sich gegenseitig reden lässt, ohne »hilfreich« sein zu wollen.

Cerridwen

Cerridwen ist die Göttin mit dem berühmten Kessel des Werdens und Vergehens, ihr heiliges Tier ist die Sau. Das bringt sie in die Nähe von Ceres und Demeter, die ebenfalls mit diesem Tier verbunden sind; auch die Darstellungen von Freya, die auf einem Schwein reitet, lassen auf eine ähnliche kulturelle Schicht schließen: die Göttin als Ernährerin, die eng mit dem Erdreich verbunden ist, in dem man die Toten bestattet und damit die Verbundenheit mit den Ahnen bekräftigt.

Es gibt die unterschiedlichsten Aspekte von Cerridwen. Und wie bei allen Gottheiten kann ich hier auch was sie betrifft nur Facetten anschneiden.

Aber wenn du spürst, dass bei einer bestimmten Gottheit in deinem Inneren ein Glöckchen läutet (auch wenn du dir nicht recht erklären kannst warum), solltest du auf jeden Fall weiter recherchieren und dir möglichst vielfältiges Quellenmaterial zusammensuchen, um einen umfassenden Überblick zu bekommen.

Cerridwen heilt über die Nahrung, sie ist eine behütende, beschützende Göttin für alle, die Probleme mit der Ernährung haben, sei es nun, dass sie zu viel oder zu wenig essen, was nur zwei Seiten ein und derselben Medaille sind.

Eine bewusste, positive Beziehung zum Essen, das uns nährt und aufbaut, ist das Spezialgebiet von Cerridwen. Ihre heilende Energie kommt direkt aus dem Kessel – heute aus dem Kochtopf, aus Backformen, Teetassen und Pfannen.

Warum bekommt man eigentlich ausgerechnet in Krankenhäusern derart fades, totgekochtes Essen vorgesetzt, wo doch gerade in schwierigen Situationen eine gute Mahlzeit Leib und Seele zusammenhält?

Viele scheinen das instinktiv zu spüren, anders lässt sich kaum erklären, dass Angehörige und Freunde nicht nur mit Blumen, sondern auch mit Selbstgekochtem, Obst oder allerlei Leckereien im Krankenhaus vorbeischauen, obwohl die Kranken dort doch Vollpension haben.

Die dreifache Frau

(Matronen, Parzen, Urmen, Nornen, Göttinnen, Moiren, Fati, Muhmen, Schicksalsfrauen, Bethen und andere)

Die dreifachen Frauen, Feen oder Göttinnen haben viele Namen. Im keltisch-römischen Gebiet sind sie als Matronen bekannt, von denen zahlreiche Weihesteine zeugen. Die dreifache Göttin ist keine moderne Erfindung, sie lebt heute einfach wieder verstärkt auf. Denken wir nur an Hekate, die nie so richtig in Vergessenheit geriet und oft als dreifache Göttin dargestellt wurde, an die drei Spinnerinnen im Märchen, Breitlipp, Breitdaum und Breitfuß, die die junge Heldin unterstützen (also fleißig an ihrem Lebensfaden mitspinnen), oder – auch das ein Nachhall dieser Vorstellung – an die drei Hexen in *Macbeth*.

Manchmal blitzen bei der Rollenverteilung der dreifachen Göttin die Nornen ganz klar durch. Dann ist die eine glücksbringend, eine andere weitestgehend neutral und die Dritte gilt als böse Urme, wie sie von den transsilvanischen Zigeunern genannt wurde. Darin finden wir zum Beispiel Urd (die den Lebensfaden spinnt), Verdani (die ihn bemisst) und Skuld (die ihn durchtrennt, was nur selten als besonders beglückend empfunden wird) wieder. Die Namen mögen von Region zu Region wechseln, aber die Grundbedeutungen sind die gleichen.

Diese drei göttlichen Frauen sind immer Schicksalsfrauen, sie regieren die Bestimmung eines Menschen, das Maß seines Lebens, sein Glück und Unglück. (Mit menschlichen Begriffen von Gerechtigkeit braucht man ihnen übrigens nicht zu kommen.)

Sie wurden oft angerufen, wenn es um die Gesundheit von Mensch und Tier ging, wenn es das Schicksal zu wenden galt und glücklichere Tage herbeigesehnt wurden, denn wer, wenn nicht sie, hatte das in der Hand?

Auch heute noch sind sie in der heilenden Arbeit wundervolle Verbündete. Du kannst ihnen ganz einfach einen Altar oder Andachtsort schaffen, indem du drei Symbole (weibliche Puppen oder Figuren, Kaurischnecken, Muscheln, Schalen, Bänder, Steine und dergleichen, dir fällt bestimmt etwas ein) nebeneinanderlegst, dazu eine Schale Wasser und eine Kerze stellst und den Platz so ausschmückst, wie es dir am besten gefällt.

Elementargeister

Der Glaube an Elementargeister ist auf der ganzen Welt verbreitet, auch wenn sich die Elemente als solche manchmal leicht unterscheiden. In Europa ist der Glaube an vier Elemente vorherrschend und entsprechend wurde mit den Geistern von Feuer, Wasser, Luft und Erde gearbeitet, damit alles im Lot blieb. Sie wurden vor allem besänftigt und bekamen Opfergaben, damit sie ihren Segen spendeten.

Ganz klassisch ist das Feueropfer, das es in ost- und südeuropäischen Regionen bis heute gibt. Dabei wird ein wenig der zubereiteten Speisen in das Herdfeuer gegeben, um es zu füttern; das soll die Gesundheit und das Glück aller Haushaltsmitglieder sicherstellen. Ist das Feuer zufrieden, gedeiht auch der Hof.

Das Element Luft wurde mit Mehl gespeist, das man in den Wind warf. Solche Windopfer waren auch in Deutschland noch bis in die 1960er-Jahre bekannt – wie du siehst, ist das alles so lange gar nicht her.

Genauso gab und gibt es in einigen Gegenden den Glauben, dass man dem Wasser opfern muss, damit es sich kein Opfer holt (also jemand ertrinkt).

Erdopfer finden sich vor allem im bäuerlichen Umfeld, wenn Dinge vergraben oder untergepflügt wurden, um eine reiche

Ernte zu fördern. Manchmal wurden auch Glücksbringer wie Hufeisen und Ähnliches direkt im Lehm der Häuser verbaut.

Für moderne Häuslebauer gibt es sicher die eine oder andere Möglichkeit, es den alten Bauern gleichzutun.

Oft bestanden die Opfer an die Elementargeister aus Lebensmitteln wie Gebäck; fast immer fand sich ein Bezug zu Getreide oder Früchten oder die Farben Weiß und Rot spielten eine besondere Rolle in den zubereiteten Speisen, die man ihnen opferte.

Eshu
(auch: Exu, Legba, Ellegua)

Die Gottheit Eshu wanderte, aus Westafrika kommend, mit dem Sklavenhandel nach Amerika und ist mittlerweile auf der ganzen Welt zu Hause. Sie ist männlich, weiblich und auch irgendetwas dazwischen, weshalb ich wechselnde Artikel verwende, um das zu verdeutlichen. In traditionellen westafrikanischen Darstellungen finden wir ihn mit Brüsten ebenso wie mit eindeutig männlichen Attributen, was sich in Brasilien in einem männlichem Exu und der Pompa Gira, seiner Frau, niederschlug. Ich erwähne ihn nicht zuletzt deshalb, weil es bei uns auch Wesenheiten gab wie sie: die Trickster, Herrscher über die Kreuzungspunkte des Lebens, die es einem leicht oder schwer machen können, dabei unkonventionell und unberechenbar sind. Ihre Namen gingen mit der Zeit verloren, aber die Energie ist natürlich noch da, in Gestalten wie Till Eulenspiegel, Robin Hood und all den namenlosen Narren und Gauklerinnen vergangener Tage blitzt sie auf.

Gottheiten der Kreuzungspunkte werden am besten direkt auf einer Weggabelung um Unterstützung gebeten. Wenn das nicht möglich ist (zum Beispiel weil man bettlägerig ist), kann auch das Foto einer Kreuzung, eine kleine Astgabel oder ein Kreuz verwendet werden. Dabei gelten »X«-förmige Kreuzungen als männlich und »Y«-förmige Kreuzungen als weiblich in ihrer Energie.

Eshu kann Türen öffnen oder schließen. Wenn es um Heilung geht, kann er die Tür öffnen, die den Weg in die Gesundung öffnet. Ihre Farben sind Rot und Schwarz, sie liebt starken Kaffee, hochprozentigen Schnaps, scharfe Speisen, süßen Honig und überhaupt alle Süßigkeiten sowie kräftige Zigaretten (am besten in einem Päckchen, dessen Verpackung rot und/oder schwarz ist) und Zigarren. Seine Zahlen sind drei und sieben.

Eshu wurde, wie so viele eigensinnige Göttinnen, oft verteufelt, aber damit tut man ihm Unrecht. Sie ist die Energie des Zufalls. Jeder von uns kennt das: Mal geht es bergauf, dann wieder bergab. Da können wir uns noch so sehr entgegenstemmen, das Rad des Lebens ist kräftiger als wir.

Man kann Eshu nicht bestechen, man kann ihn nur bitten und sollte schon etwas Humor mitbringen. Dann allerdings kann sie Wunder vollbringen wie niemand sonst. Eshu hilft den Beherzten, Neugierigen und Verschmitzten, er triezt die Selbstmitleidigen, Wütenden und Egozentrischen. Anders gesagt: Nur wer genügend Humor hat, um über sich selbst lachen zu können, sollte mit ihr arbeiten; dann allerdings kann man noch in den aussichtslosesten Situationen das Ruder herumreißen und neue Wege einschlagen.

Fata Morgana, Fee Morgan, Fée Morgain, Morgan le Fay, Feen

Bist du gegen irgendetwas gefeit? Gut! Dann hast du den Schutz der Feen, bist gefeyt, behütet von le Fay, der guten Fee, die an deiner Seite steht und die im Mittelhochdeutschen als Feimorgen oder Famuran bekannt war. Fata ist der lateinische Begriff für Fee, da schwingt das Wort *fatum* mit und das ist das Schicksal höchstpersönlich, was darauf schließen lässt, dass Feen keineswegs zu den spirituellen Hilfstruppen aus der Niedlichkeitsabteilung gehörten.

Bis heute findet man im Volksglauben die Vorstellung der Fee, die das Schicksal eines neugeborenen Kindes bestimmt (nicht selten sind es auch drei Feen, wir hatten das schon bei der dreifachen Frau) und eines Tages am Fußende des Sterbebetts stehen wird, um einen wieder in die andere Welt abzuholen.

Frauen oder Männer, die mit ihnen im Bunde stehen, werden dadurch große Heilerinnen und Heiler. Trotzdem dürfen sie die Pläne des Schicksals, die Wege der Feen, nicht durchkreuzen.

In vielen Gegenden berichten Sagen davon, dass ein Heiler aus Mitleid mit einer Person ihr Sterbebett umdrehte, als er die Fee am Fußende erblickte. (Hier finden wir das alte Motiv der Geistersichtigkeit beziehungsweise des zweiten Gesichts, das mit Heilerfähigkeiten einhergeht.) Der Kranke wurde tatsächlich wieder gesund, doch der Heiler verlor in diesem Augenblick all seine Fähigkeiten, weil er sich über die Gesetze der Feen hinweggesetzt hatte.

Als Kind kam es mir sehr grausam vor, wenn ich solche Geschichten las. Aber es steckt eine alte Wahrheit darin: Wir Menschen sollen nicht versuchen, Gott zu spielen. Wir sind nicht allmächtig, das letzte Wort haben andere Kräfte, deren Wirken uns nicht immer verständlich ist, weil wir, im Gegensatz zu ihnen, nur vergleichsweise kleine Ausschnitte des großen Ganzen kennen.

Freya

Freya ist vor allem als Liebesgöttin bekannt, und wie oft bei »Liebesgöttinnen« ist diese Bezeichnung so kurz gefasst, als hätte man ihr die schönen Schwanenflügel gekappt, denn sie ist viel mehr als das. Die Verbindung zu den Schwänen macht Freya zu einer Göttin, die zwischen den Welten reisen kann, zu einer der schamanischen Göttinnen also, welche oft mit Wasservögeln in Verbindung standen. Wenn es einem schwerfällt, abends loszulassen, um in den Schlaf zu segeln, ist sie eine hilfreiche Kraft.

Neben den zarten Schwänen ist sie aber auch mit einem goldborstigen Eber verbunden, einem kräftigen Urvieh, wenn man so will, das mit den Kräften der Sonne verbunden ist, wobei die goldenen Borsten bisweilen auch als Symbol für das goldene Getreide betrachtet werden.

So oder so, wo der Eber ist, wirken starke Kräfte; und damit ist Freya nicht nur eine Göttin mit feenhafter Schwanenseite, sondern auch eine des dynamischen Anstoßes. Wer zu wenig Lebensfreude und Leidenschaft hat, wem das Herz schwer ist und wer einfach nicht weiß, wie es weitergehen soll, ist bei ihr in guten Händen.

Freya ist darüber hinaus eine erstklassige Ansprechpartnerin in Sachen Kinderwunsch, Schwangerschaft, Geburt und alles rund um die lieben Kleinen. Zudem ist sie eine großartige Heilerin für das innere Kind in jedem von uns.

Um dich mit Freyas Energie zu verbinden, kannst du einen Bernstein tragen.

Hausgeister

In alten Zeiten wendete man sich nicht nur an Gottheiten, sondern oft auch an gute Geister, um sein Glück und die Gesundheit zu erhalten. Die Hausgeister sind weithin als Kobolde oder Heinzelmännchen bekannt und leben mit den Menschen unter einem Dach. Ein sozusagen frei lebender Vertreter der Hausgeister ist der Gartenzwerg, denn bei allem Kitsch steckt tatsächlich mehr hinter dieser kleinen Figur. Der Übergang zu den Elementargeistern ist fließend.

Im häuslichen Bereich waren die Geister aber nicht nur als kleine Männchen und Frauen bekannt, sondern auch als Drak (Drache) oder Puck, wobei das Wort Puck von Pogge stammt, was Kröte bedeutet. Da klingen uralte Vorstellungen von der Unke oder Kröte als Symbol für den Lebensquell eines Hauses an, denen sich eine verborgene Kinder- und Fruchtbarkeitssymbolik hinzugesellt. Denn es ist kein Zufall, dass der Klapperstorch ausgerechnet einen Frosch im Schnabel hat.

Bis heute gibt es in vielen Landstrichen die Sage, der zufolge ein Kind die Kröte des Hauses mit Milch füttert. Als die Mutter das sieht und für Unsinn hält, erschlägt sie die Kröte und das Kind stirbt bald darauf.

Man sollte solche Geschichten nicht eins zu eins lesen, sondern versuchen, sie auf der symbolischen Ebene zu verstehen: Erschlägt man den glücksbringenden Geist, erschlägt man zugleich auch das, was einen glücklich macht.

Ähnlich ist es mit der weißen Schlange, die auch als Krönchennatter bekannt ist. In den Sagen ist sie die Hüterin des Wohlergehens eines Hofes. Wurde sie nicht mehr mit einem Schälchen Milch bedacht, weil der junge Bauer das als Aberglauben abtat, sank der Stern des Hofes.

Mit Hausgeistern kann man wunderbar zusammenarbeiten. Sie mögen sehr gerne Milch, aber auch Honig; ein schöner Tee oder ein kräftiger Kaffee, ein kleines Schnäpschen oder ein Glas Wein von Zeit zu Zeit stehen bei ihnen ebenfalls hoch im Kurs.

In Sachen Heilung sind sie wichtige Helfer, wenn es darum geht, wieder auf die Beine zu kommen. Sie geben den Segen, der auf einem Haushalt und seinen Bewohnern liegt, können ihn aber auch entziehen. Wenn du eine unvermittelte Pechsträhne hast oder dir nichts so richtig gelingen will, wird es höchste Zeit, an sie zu denken.

Hekate

Als Schicksals- und Hexengöttin ist Hekate auch eine Göttin des Heilens, besonders, wenn es ums Ganze geht, wenn ein Problem also das gesamte Schicksal einer Person betrifft, nicht nur einen kleinen Bereich.

Sie wird heute oft als dunkle Göttin verstanden, aber wir sollten uns in Erinnerung rufen, dass ihre Farbe in der Antike das leuchtende Safrangelb war.

Es war Hekate, die der verzweifelten Demeter half, ihre entführte Tochter Persephone wiederzufinden. Diese Geschichte ist auch in Bezug auf die heilende Arbeit sehr aufschlussreich: Hekate hilft dabei, das fehlende Puzzleteilchen zu finden, um wieder ganz und heil zu werden. Sie bringt das Glück zurück. Als Göttin der Wegkreuzungen hält sie die Schlüssel zu allen Möglichkeiten in der Hand. In diesem Aspekt hat sie viel mit der schon erwähnten Eshu gemein, die ebenfalls über Wegkreuzungen, Lebenswege und wichtige Entscheidungen wacht.

Wenn du mit Hekate arbeiten möchtest, gestalte ihr einen Altar in leuchtend gelben Farben oder gehe zu einer Weggabelung und besprich dich direkt vor Ort mit der Göttin. Lass dich vom Gerede um ihre angebliche Dunkelheit nicht beeindrucken, sondern sammle deine eigenen Erfahrungen. Bei den modernen Hexen gehört sie zu den beliebtesten Göttinnen, und das wäre wohl kaum so, wenn sie tatsächlich die grimmige Düsterfee wäre, als die sie immer noch hingestellt wird.

Frau Holle, Precht, Bercht, Eisenberta, Berchta, Frau Gode, Frau Harke

Frau Holle ist eine uralte weibliche Wesenheit, die man unter vielen Namen antrifft. Als Eisenberta hat sie Bezüge zur Baba Yaga, die ebenfalls in enger Beziehung zu diesem Material steht und je nach Legende zum Beispiel Zähne oder eine Nase aus Eisen haben soll, einem Metall, das nicht selten traditionelle Schamanenkleidung schmückt. Als Berta, Precht oder Berchta ist sie die helle Frau, die weiße Göttin. (Das Althochdeutsche *perath* leitet sich von leuchtend, glänzend ab.) Als Holle ist sie die Holde, die Mildtätige, sie ist Frau Gode, die gute Frau.

Frau Holle ist eine große Hausnummer, ihre unterschiedlichen Namen belegen die Lebendigkeit ihrer Verehrung. Sie wurde nicht unter griechischen oder römischen Begriffen zusammengefasst (viele beispielsweise in Hexenprozessen als Diana oder als Venus bezeichnete Göttinnen hatten in Wirklichkeit regionale Namen).

Der Holunder und der Wacholder tragen ihren Namen Frau Holle zu Ehren, was mittlerweile wieder bekannt ist. Sie kommt also zurück.

Hinter der Märchenfigur entdecken wir eine Göttin, die über Himmel und Erde herrscht, die das Wetter macht, die Jahreszeiten bestimmt und nicht zuletzt eine Göttin der Heilung ist. Sie bestimmt über Werden und Vergehen. Ähnlich der Baba Yaga holt sie die Menschen ab, wenn es Zeit ist, diese Welt zu verlassen, sie verteilt aber auch kleine Seelchen an Frauen, die sich Kinder wünschen. Ist ein Kind früh verstorben, nimmt sie es in ihren Schwarm der kleinen Seelen auf und behütet es. Für alle, die in trauriger Weise mit dem Thema Kinder in Verbindung gekommen sind, ist sie eine große Hilfe.

Frau Holle kann man in der Heilarbeit ganz konkret über ihre heiligen Pflanzen, den Holunder und den Wacholder, erfahren, die beide stärkend wirken und die Lebenskräfte wecken. Nicht nur das fahrende Volk, auch die Landbevölkerung nutzte den Holunderbusch für Heilzauber.

Dafür kannst du mit einem weißen Stück Stoff über die erkrankte Stelle streichen und es danach in einem Holunderbusch festknoten. Opfere noch ein bisschen Honig, Milch oder drei Eier unter dem Busch (du kannst das gerne abwandeln, es sind nur Beispiele), denn wer Hilfe erwartet, sollte auch etwas dafür geben.

Isis

Isis ist eine große Heilerin. In der Mythologie gilt als ihr Spezialgebiet die Heilung von Zerstückeltem, von Dingen, die nicht zueinanderfinden, getrennt wurden, aus der Balance gefallen sind. Sie besitzt die Kraft, neues Leben zu schenken, und ist insgesamt eine Göttin des Lebens, das seinen Weg findet, egal wie schwierig es aussehen mag. Von Isis hieß es, sie sei »klüger als die Götter«; sie wurde mit dem Meer, dem Himmel, der Sonne, dem Mond, der Zauberei und der Klugheit verknüpft. Um ihre gottgleiche Macht zu untermauern, bestanden die Pharaonen darauf, ihre Söhne zu sein.

Viele Frauen fühlen sich instinktiv zu Isis hingezogen. Ihre Kraft wirkt stark und umfassend, sie gehört zu den Göttinnen, von denen man eine schnelle Rückmeldung bekommt. Natürlich kann man das nicht pauschal sagen, aber in der Praxis sieht man, dass manche Wesenheiten sehr offen sind, während andere sich ein wenig bitten lassen oder nur mit Menschen arbeiten, die ihnen sympathisch sind. Unter Isis' Schwingen (die sehr an den späteren Schutzmantel Marias erinnern) bist du beschützt, kannst Kraft tanken und dein Leben neu gestalten. Wenn du unsicher bist, an wen du dich für deine Heilarbeit wenden sollst, ist sie eine gute Wahl.

Maria

Maria, die »christliche Göttin«, wenn man so will, hat viele ältere Göttinnen unter ihrem Sternenmantel aufgenommen, deren Symbole (Schlange, Mondsichel, Lilien, Rosen, Sterne, Drachen, Bäume, Quellen und viele mehr) noch deutlich aufblitzen. Dabei hatte es Maria nicht leicht; ihre Rolle als Muttergöttin wurde immer wieder kleingeredet, es wurde zu diesem Zweck sogar bezweifelt, dass sie Jesus überhaupt geboren hätte. Im Mittelalter wurden marienverehrende Gruppen als Ketzer verfolgt. Die Speerspitzen der patriarchalen Kirche haben sich an Maria abgearbeitet, wo sie nur konnten, aber den einfachen Leuten war das schon immer egal. Sie wussten und erfuhren, dass Maria hilft, und bis heute bezeugen zahlreiche Dankestäfelchen: »Maria hat geholfen!«

Im Volksglauben ist Maria die Barmherzige, die Verstehende und Besänftigende. Sie steht bei, sie tröstet, sie ist für die Menschen da, egal in welche Probleme sie hineingeraten sind. All die Prozessionen, das Brauchtum, die Liebe und Verehrung für die göttliche Mutter sprechen Bände; wenn du in deiner heilenden Arbeit in die christliche Richtung gehst, findest du zahlreiche Orte, aber auch Bräuche, Traditionen und Rituale, mit denen du arbeiten kannst.

Doch auch wer die älteren Pfade geht, sollte Maria nicht leichtfertig übersehen, denn viele der mit ihr verbundenen

Bräuche und Traditionen haben altes Göttinnenwissen bewahrt und durch die Zeiten getragen; unter Marias Sternenmantel war stets genügend Platz für die göttlichen Schwestern.

Oshun, auch: Oxum, Ochun

Oshun, die Göttin der Flüsse und Seen, regiert das Süßwasser. Ein traditioneller Ausspruch über sie lautet: »Oshun heilt mit ihrem kühlem Wasser.« Heute wird sie oft zur Liebesgöttin verkürzt, aber das ist nur die halbe Wahrheit, wie bei so vielen Göttinnen, wir hatten das schon bei Freya.

Schauen wir uns also die Symbolik des Wassers einmal tiefer gehend an, denn ein weiterer Spruch über Oshun besagt: »Niemand ist des Wassers Feind.« Wie sollte man auch, es wäre eine Feindschaft gegenüber sich selbst.

Wasser ist Leben. Von der kleinsten Zelle bis zum größten Organismus: Ohne Wasser geht es nicht.

In der Heilarbeit hilft Oshun, äußere Beschwerden zu kühlen und zum Abklingen zu bringen. Innerlich bringt sie die Wasser des Körpers in Schwung, sie bringt ins Fließen, was zuvor gestockt war, sie löst Stauungen und erfrischt Körper, Geist und Seele gleichermaßen.

Oshun trifft man an Bächen, Flüssen und in klaren Seen, ganz besonders aber an Wasserfällen und in so manchem warmen Sommerregen.

Sie liebt Zimt, Basilikum und Honig, den man kosten muss, bevor man ihn ihr serviert. Ihre Zahl ist die Fünf, ihre Farben sind Gold, Gelb, Weiß sowie Bernstein.

Achte in der Arbeit mit Wesenheiten aber nicht nur auf traditionelle Zuschreibungen, sondern auch auf deine persönlichen Eingebungen und Ideen. Was du in der direkten Arbeit mit einer Wesenheit erfährst, hat immer Vorrang.

Sara (la) Kali

Die schwarze Sara ist die Schutzheilige der Fahrenden, ihre dunkle Hautfarbe rückt sie in die Nähe der schwarzen Madonnen. Ihr Schrein steht in dem Städtchen Les Saintes-Maries-de-la-Mer, zu dem alljährlich im Mai eine feierliche Wallfahrt stattfindet.

Sara Kali wird vielfach um Heilung angerufen, kann aber noch mehr. Es wurde viel gemutmaßt über den Ursprung der Fahrenden in Indien und die Verbindung von Sara Kali zur indischen Göttin Kali. Es kann sein, dass es da tatsächlich einen Zusammenhang gibt, kulturelle Muster sind oft erstaunlich zäh, auch wenn sich ihre Oberfläche der jeweiligen Zeit anpasst.

In der Praxis wird Sara Kali jedoch vor allem um ihrer heilenden, ausgleichenden Kraft wegen angerufen. Sie behütet Menschen, die unschuldig in Not gekommen sind, schützt sie auf Reisen, und das auch im übertragenen Sinn: Wenn man eine Krankheit als Reise betrachtet (keine angenehme freilich, aber immerhin mit dem positiven Ziel der Besserung), kann man ganz anders mit ihr umgehen. Dann herrscht kein hektisches »Schnell, schnell, das muss jetzt verschwinden«, sondern man begreift die Beschwerden als Weg, der zu gehen ist, das Symptom als Schlüssel zur Heilung.

Das gilt natürlich nicht für alle Krankheiten, bei einem Schlaganfall oder Herzinfarkt etwa zählt jede Sekunde. Aber wenn du Zeit hast, dann lass dich nicht hetzen. Viel zu oft wird falsch oder vorschnell behandelt, weil man so ungeduldig ist oder zu etwas gedrängt wird. Wo unsere Großeltern noch gesagt haben: »Immer mit der Ruhe, das schauen wir uns erst mal an«, werden wir schon hibbelig, wenn nicht noch am selben Tag alles wieder gut ist.

Wenn du diese Unruhe in dir fühlst, wenn du dich hilflos fühlst, gerade nicht weißt, wie es weitergehen soll, wenn du keine klare Diagnose hast und alles ziemlich schwammig wirkt, ist Sara Kali deine Ansprechpartnerin. Sie hilft dir, die richtigen Wege zu finden, damit du dein Ziel erreichst, sorgt dafür, dass es dir besser geht – und zwar so gut wie möglich.

Schutzengel

Der Schutzengel darf in dieser Zusammenstellung natürlich nicht fehlen. Es gibt kaum jemanden, der nicht auf die eine oder andere Weise daran glaubt, unabhängig vom spirituellen Weg und auch, wenn man sich gar nicht als spirituell bezeichnet.

Schon im alten Ägypten und in Mesopotamien fand sich die Vorstellung von Engeln als Boten zwischen dem großen Göttlichen und den Menschen. Vielleicht ist diese Idee so alt wie die Menschheit, denn geflügelte Wesen erkennt man bereits auf sehr frühen Abbildungen, was auch mit der Erfahrung des Fliegens im Geiste zu tun haben kann, wie Schamanen sie auf ihren geistigen Reisen machen.

Engel werden oft als geschlechtslose Wesenheiten betrachtet, es gibt aber auch die Vorstellung von männlichen und weiblichen Engeln. Erzengel Gabriel zum Beispiel wird oft als weibliche Engelskraft empfunden.

Für die heilende Arbeit kann ein Schutzengel wunderbar mit ins Boot geholt werden. Viele, denen Spirituelles eher fern ist, können trotzdem gut bei ihrem Schutzengel anknüpfen. Er fühlt sich nicht fremd oder aufgesetzt an, weil man schon als Kind Sätze zu hören bekam wie »Da hast du aber einen Schutzengel gehabt.«

In der heilenden Arbeit ist es besonders wichtig, dass die inneren Kräfte mobilisiert werden, und dafür braucht es Bilder und Wesenheiten, die einen emotional ansprechen und mit denen einen auf irgendeine Art etwas verbindet.

Es gibt keine Vorschriften, wie man mit seinem Schutzengel arbeiten soll, das ist etwas absolut Persönliches und allein schon die Sichtweisen sind ganz unterschiedlich: Manche sehen Engel als barocke Putten, andere als ätherische Wesen, für wieder andere haben sie gar keine konkrete Form, sondern werden innerlich empfunden, ohne dass man diesem Empfinden eine Gestalt zuordnen würde.

Bleibe bei dem, was du für dich als stimmig wahrnimmst; nicht jeder ist der »optische Typ«, und die meisten Menschen haben ganz unterschiedliche Wahrnehmungen, mal wird gefühlt, mal geträumt oder gesehen, das wechselt sich nicht selten ab, je nachdem, welchen Wahrnehmungskanal man gerade erwischt hat.

Mit Kerzen, Blumen, Düften und einer Schale Wasser (Wasser ist ein wunderbarer Leiter für spirituelle Energie) kannst du dir zum Beispiel eine kleine Engelsecke einrichten. In meinem Buch *Magie leben* habe ich ausführlich über Altäre geschrieben und möchte mir Wiederholungen an dieser Stelle sparen.

Yemaya, auch: Iemoja, Yemowo, Mami Wata, Janaína, La Sirène, Yemalla

Yemaya wird je nach Region unter verschiedenen Namen verehrt, aber du kannst dir sicher sein: Wie auch immer du sie ansprichst, wenn du es mit Liebe und Respekt tust, ist dir ihre Antwort sicher.

Yemaya ist die Mutter des Meeres, aus dem alles Leben ursprünglich stammt. Sie ist auch das »Meer«, aus dem wir stammen, das Fruchtwasser. Ihre heiligen Farben sind Blau, Meeresgrün und Silber, ihre Zahl ist die Sieben und als Symbole finden sich Sonne, Mond und Sterne sowie alle maritimen Dinge, zum Beispiel Steuerräder, Anker, Boote, Fische, Perlen und Muscheln. In einigen synchretistischen Traditionen steht sie Isis sehr nahe.

Zu Yemaya kannst du mit jedem Kummer kommen, sie ist die »Big Mama« schlechthin, sie tröstet, heilt und baut auf. Es wäre unsinnig, ihr in der Heilarbeit ein spezielles Gebiet zuzuweisen, denn um welches Leiden würde sich eine Mutter nicht kümmern, wenn es ihren Kindern schlecht geht?

Speziell bei emotionalen Verstimmungen und allen Themen rund um Kinder(wunsch) und Familien (auch die dunklen Familienthemen) steht sie besonders gerne zur Seite. Wenn du dich einsam und verlassen fühlst, wenn du traurig bist oder Probleme mit Nähe und Vertrauen hast (auch damit, zu erkennen, wem du vertrauen kannst), dann bitte Yemaya um Hilfe. Sie erscheint gerne in Träumen und Meditationen, aber auch im Halbschlaf, der eine besonders gute Zeit zur Kommunikation zwischen den Welten ist.

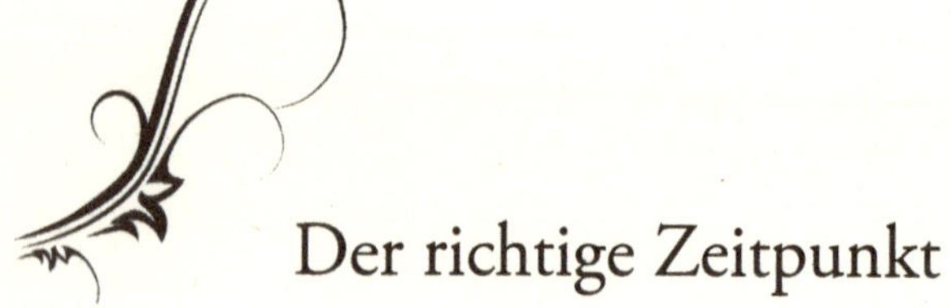

Der richtige Zeitpunkt

Die Wochentage im volksmagischen Verständnis

Die Überlieferungen zu den Wochentagen lassen noch deutlich die Vermischung griechisch-römischer, keltisch-germanischer und christlicher Traditionen erahnen. Die Germanen übernahmen etwa im 4. Jahrhundert unserer Zeit die römische Woche und die Energien der dazugehörigen Gottheiten finden sich bis heute in den volkstümlichen Überlieferungen wieder. Es ist immer wieder faszinierend, wie man über so einfache Dinge wie die Wochentage einen Einblick in die Geschichte und Gedankenwelt unserer Vorfahren bekommt.

Natürlich leben wir heute, und es wäre unsinnig, altes Wissen völlig ungefiltert auf unsere Zeit übertragen zu wollen. Trotzdem kann es gerade heute eine große Hilfe sein, in einer Zeit, in der äußere Regeln und Strukturen immer mehr auseinanderfallen, was teilweise wunderbar ist, für den Einzelnen mitunter aber auch eine riesige Überforderung darstellt.

Nach dem alten Wissen um die Wochentage und den Mond zu leben gibt einen gewissen Halt. Seit ein paar Jahren gehören Mondkalender (wieder) ins feste Inventar vieler Haushalte, im Alpenraum waren sie nie ganz weg vom Fenster, so erscheint etwa *Steinhausers Kempter Kalender* seit 1692 und erfreut sich ungebrochener Nachfrage.

Viele Leute sagen: Ich glaube nicht sklavisch daran, plane aber trotzdem nach dem Mondkalender, weil dann alles seine Ordnung hat. Warum nicht.

Mondkalender helfen beim Entschleunigen und geben uns wieder ein gesundes Gefühl für die Abläufe des täglichen Lebens.

Montag

Der Mondtag ist mit dem Mond beziehungsweise der Mondin, also Frau Luna, verbunden. So wie die Mondphasen beständig wechseln, wird auch der Tag des Mondes als wechselhafter Tag betrachtet, an dem man lieber nichts Neues anfängt, wie es das alte Sprichwort »Montags Anfang hat kein' guten Fortgang« besagt. Das, was man an einem Montag anfängt, wird im Volksglauben »nicht alt«. Dieses Wissen hat sich bis heute erhalten, man spricht noch immer von einem »Montagsmodell«, wenn ein Gerät voller Fehler steckt.

Montags sollte man kein Geld verleihen, keine neuen Kleider tragen, nicht backen, die Kinder nicht zum ersten Mal in die Schule schicken, weder Haare noch Nägel schneiden und keine Verträge abschließen. Man sollte auch keine Reise antreten, kein Haus beziehen und um Himmels willen nicht an einem Montag heiraten. Alles, was irgendwie wichtig war, aber noch einen Tag warten konnte, ließ man montags lieber ruhen.

Für die Heilarbeit hat dieser Tag aber auch Vorteile, denn er ist vielleicht nicht der optimale Wochentag für Dinge, die sich stabil entwickeln sollen, aber äußerst hilfreich, wenn man Veränderungen anstrebt. Das heißt: Alle Arbeiten, die dazu dienen sollen, dass etwas überhaupt erst einmal beginnt sich zu verändern, sind an diesem Tag angebracht. Wenn Entwicklungen stillstehen, wenn es nicht vorwärts- und nicht zurückgeht, dann ist Montag der Tag der Wahl, um dieser Angelegenheit neue Impulse zu geben.

Dienstag

Der Dienstag ist der Marstag der Woche und entsprechend viel Power bringt der alte Kämpfer mit sich. Alles, was man am Montag lieber nicht machen sollte, wird am Dienstag nach altem Glauben beflügelt, Neues steht unter einem guten Stern, von der Hochzeit bis hin zum Einzug in eine andere Wohnung.

Der Dienstag wurde gerne für Gesundheitsbäder benutzt, da die Marskraft den ganzen Körper belebt. Operationen und andere »kriegerische« Eingriffe in den Körper galten jedoch als nicht sehr glücksbringend. Der Dienstag ist ideal für Zauberarbeiten, die tief gehend kräftigen und einen initialen Energieschub mit sich bringen sollen. Es ist ein guter Tag für die spirituelle Heilarbeit; während der Mond-Tag verschwommen-sanft Wandlungen anstößt, haut der Dienstag entschlossen mit der Faust auf den Tisch.

Mittwoch

Da der Merkur, ähnlich dem wandelhaften Mond, im Volksglauben kein allzu zuverlässiger Kandidat war, sollten am Mittwoch keine wichtigen Veränderungen vorgenommen werden. Auch hier gilt wieder: Was man loswerden möchte, kann man getrost bearbeiten; was man stabilisieren oder ausbauen möchte, sollte man lieber an einem anderen Tag in Angriff nehmen.

Nach altem Glauben regiert Merkur die Nerven. Deshalb muss man sich vor Kopfschmerzen hüten und sollte allgemein sein Tagespensum etwas drosseln. Umgekehrt ist der Mittwoch aber auch ideal, um die Nerven bewusst zu stärken, um Meditationen, Entspannungsübungen oder Aromamassagen und dergleichen zu machen. Alles, was einen wieder in die Mitte kommen lässt, ist an diesem Tag begünstigt, Düfte und Pflanzenkräfte wirken besonders heilsam.

Donnerstag

Der Jupitertag der Woche gilt als Glückstag, der nur noch vom Sonntag überstrahlt wird. Medizinische Zubereitungen galten nach altem Glauben als doppelt wirksam, wenn sie an einem Donnerstag eingenommen wurden. Kraft und Gesundheit wurden durch Maßnahmen, die man an diesem Tag durchführte, besonders gestärkt. Heilbäder wurden ebenfalls gerne donnerstags genommen, und der Jupitertag galt allgemein als guter Zeitpunkt fürs Entschlacken und Entgiften, was auf die astromedizinische Verbindung Jupiters zur Leber zurückzuführen ist. Das findet sich auch in Hinweisen wieder, nach denen man donnerstags nicht düngen soll: Es ist ein Tag des Ausleitens, nicht des Aufnehmens.

Freitag

Am Venustag werden natürlich Hautpflege und Schönheitsanwendungen großgeschrieben. Allerdings sollte man freitags nichts Neues beginnen, das dauerhaft halten soll. Die Venus ist wie Mond und Merkur eher wechselhaft und daher für einen Wandel besser zu gebrauchen als für langfristige Stabilisierung.

Desungeachtet ist der Freitag als Hochzeitstermin und auch für die Teilnahme an Glücksspielen und Lotterien ausgezeichnet geeignet, da Venus in der traditionellen Astrologie das kleine Glück regiert. (Herrscher über das große Glück ist Jupiter.)

Auch zum Kartenlegen eignet(e) sich der Venustag. Wurzeln für Heilzauber wurden gerne freitags oder sonntags ausgegraben. Die wandelbare Energie der Venus wurde gerne zum Wenden einer Krankheit genutzt, also um die Heilung einzuleiten, indem man ihren Höhepunkt (den Wende-Punkt) beschwört, damit sie von da an abklingt. Dieser Tag ist gut für Friseurbesuche und zum Nägelschneiden. (Nach altem Glauben sollte man sich, um eine Krankheit loszuwerden, immer auch die Nägel schneiden, damit Gesundes nachwachsen konnte. Die abgeschnittenen Nägel wurden verbrannt oder unter einem Baum vergraben.)

Seit dem Christentum ist dieser Tag halb Glücks-, halb Unglückstag. Glücklich wegen der Erinnerungen an die Göttin Freya, die ihm ihren Namen gab. Unglücklich durch den christlichen Karfreitag. Im Volksglauben ist dieser Tag also bis heute mit gemischten Gefühlen verbunden. Es kommt immer ganz darauf an, welcher Aspekt die größere Rolle spielt. Als Tag der fruchtbaren Göttin ist der Freitag zum Säen bestens geeignet, wobei man das natürlich auch im übertragenen Sinn deuten kann: Alles, was neu entstehen soll, erhält Wachstumsenergie und trifft auf fruchtbaren Boden.

Samstag/Sonnabend

Der Saturntag ist gut für alle langfristigen Entwicklungen und für unser körperliches Gerüst (Knochen, Bänder, Zähne, Gelenke). Früher wurde samstags gerne geschröpft und zur Ader gelassen. Heute bevorzugen wir zumeist sanftere Methoden: Ein entschlackender Tee, zum Beispiel mit Schachtelhalm oder Brennnessel, kann am Samstag besonders wohltuend wirken.

Auch Saunabesuche und dergleichen sind eine gute Idee, nicht zuletzt, weil viele Leute an diesem Tag der Woche die Zeit dazu haben.

Ab dem Abend ist der Samstag – oder eben Sonnabend – in manchen Gegenden als heiliger Abend bekannt. Hier spielen die alten keltisch-germanischen Überlieferungen eine Rolle, nach denen ein Tag bereits mit der Abenddämmerung des Vortages beginnt. Samstags durfte man vom Abend an nicht mehr arbeiten, weil dann bereits das Gebot der Sonntagsruhe galt.

Interessant ist das Verbreitungsgebiet der beiden Bezeichnungen für diesen Wochentag: Während der althochdeutsche *sambaztac* mit der christlichen Missionierung die Donau entlangwanderte und man bis heute vor allem in Süd- und Westdeutschland »Samstag« sagt, findet man den germanischen Sonnabend vor allem in Nord- und Ostdeutschland, wobei sich im Plattdeutschen wiederum der Saterdag – der Saturntag – erhalten hat.

Sonntag

Der Sonntag ist ohne Frage der heilige Glückstag der Woche. Bis heute gelten Sonntagskinder als besonders glücklich, weil sie mit der Geisterwelt in Verbindung stehen. Auch wenn es sie durch die Abläufe in den Kliniken seltener gibt, denn nicht wenige (eigentliche) Sonntagskinder werden künstlich an einem anderen Tag entbunden, weil ihre Geburt am Glückstag aufgrund der Sonntagszuschläge fürs Personal etwas kostspieliger wäre. Dazu fällt einem doch gar nichts mehr ein!

Aber auch das ist nicht in Stein gemeißelt: Bis ins 13. Jahrhundert waren die sprichwörtlichen Sonntagskinder Sonnabendkinder, also am Samstag geboren, weil der jüdische Sabbat als heiliger Tag der Woche galt. Diese Samstagskinder betrachtete man als Geisterseher, sie wurden (und werden in manchen osteuropäischen Gegenden bis heute) bei unerklärlichen Phänomenen zurate gezogen. Die Verbindung Sonntagskinder = Glückskinder kam erst später, als der Geisterglaube zurückgedrängt wurde. Je nach Region waren diese Geistersichtigen angesehene Personen und gesuchte Heiler/-innen, mitunter wurden die ihnen zugesprochenen Eigenschaften aber auch negativ betrachtet, sodass sie selbst als unheimlich galten und ein Leben am Rande der Gemeinschaft führten.

Für die Heilarbeit ist der Sonntag wunderbar geeignet, allerdings unter der Voraussetzung, dass es entspannt zugeht. Im Volksglauben herrscht sonntags heilige Ruhe. Frisch Gesundete sollen den Sonntag über noch ruhig liegen bleiben und erst am Montag wieder durchstarten. Es ist kein Tag für Hektik, das bringt Unglück.

So galten zum Beispiel sonntags genähte Kleidungsstücke als krankmachend; allerdings kann man das nicht eins zu eins auf heute übertragen, denn früher war das Nähen eher eine Arbeit, während es heute für viele ein entspannendes Hobby ist. Bäume durften nicht geschnitten werden und dasselbe galt für Nägel, Hufe und Pflanzen. (Mensch, Vieh und Grünes – da wurde ganzheitlich gedacht.)

Dieser Glaube ist eine natürliche Versicherung gegen Stress, und das sollten wir uns gerade heute wieder besonders zu Herzen nehmen und den guten, alten Sonntagsspaziergang pflegen. Viele sind sonntags bereits angespannt und stehen gedanklich mit einem Bein schon in der nächsten Arbeitswoche. Da waren unsere Vorfahren klüger, die am Montag ohnehin nichts Wichtiges begonnen hätten und daher deutlich sanfter in die neue Woche gestartet sind.

Zum Heiraten ist der Sonntag übrigens gut geeignet, aber das ist ja auch keine Arbeit, sondern ein Fest.

Bitte beachten

Noch etwas zu den Wochentagen und der magischen Terminwahl allgemein: Bei wichtigen Operationen und Behandlungen solltest du immer den gesunden Menschenverstand entscheiden lassen – der magisch günstigste Zeitpunkt ist in diesem Fall zweitrangig. Das Leben wird von vielen Faktoren beeinflusst, nicht nur vom Mond und von den Wochentagen. Ich erwähne sie, weil sie unseren Vorfahren wichtig waren und weil man sie nach Wunsch mit einbeziehen kann, aber das soll nicht blindem Aberglauben Vorschub leisten. Es ist schon vorgekommen, dass wichtige Behandlungen verschoben wurden, weil der Astrologe dagegen war, wodurch dem Patienten Schaden entstanden ist. So aber kann und soll man das alte Wissen nicht missbrauchen, das ist dumm und fahrlässig.

Mondstände

Die magischen Regeln zum Mond sind ganz einfach, viele werden sie bereits kennen:

Bei abnehmendem Mond behandelt man alles, was abnehmen soll, bei zunehmendem Mond wird behandelt, was zunehmen soll. Warzen werden zum Beispiel am besten bei abnehmendem Mond behandelt, während man die allgemeine Stärkung des Körpers bei zunehmendem Mond beginnen würde.

Der Neu- oder Dunkelmond gilt entweder als Termin, an dem man Neues beginnen kann, also den Grundstein für eine positive Entwicklung legt; manchmal aber gilt er auch als Tabutag, das heißt: als Tag, an dem man am besten nichts Neues beginnt, also eine Art »Mondruhe« hält und erst wieder aktiv wird, wenn der Mond diesen stillen Punkt überschritten hat und wieder zunimmt.

Der Vollmond gilt als Moment der größten Kraftentfaltung und wird entsprechend für alles genutzt, was Glück und Segen bringen soll. Allerdings arbeitet die Volksmagie oft kurz vor dem Vollmond (also ein bis drei Tage vorher), damit das Ende der energetischen Fahnenstange noch nicht erreicht ist, sondern noch mit Zuwachs gerechnet werden darf.

Für unsere Vorfahren hatte zudem der genaue Mondstand in den verschiedenen Sternzeichen eine Bedeutung. Aber auch hier gilt: Dringende Eingriffe oder Behandlungen sollten nicht verschoben werden, nur weil der Mond gerade ungünstig steht. Heutzutage wird da manchmal ein ziemlich verzerrtes Bild gezeichnet, doch schon bei den alten Heilern galt: Der Mond kann manches erleichtern, zur Not geht es aber auch ohne ihn.

Die Kraft des Mondes im Tierkreis kann man sich ganz einfach vorstellen: Der Tierkreis beginnt mit dem Widder – also dem Kopf –, und dann arbeitet man sich Zeichen für Zeichen den Körper hinunter. Bestimmte Sternzeichen, wie zum Beispiel der Stier mit seiner Planetenherrscherin Venus, haben zusätzlich noch Bedeutungen, die ihrem Planetenherrscher entsprechen. Deshalb ist der Stier nicht nur für den Halsbereich, sondern auch (typisch Venus) für die Haut und die Schönheit mit zuständig.

Die Sternzeichen und ihre Herrscherplaneten

In der folgenden Aufstellung beziehe ich mich auf die sieben Planeten der klassischen Astrologie, wie sie unseren Vorfahren geläufig waren. In Bezug auf das Thema Heilung ist das auch deshalb sinnvoller, weil die »neuen« Planeten Uranus, Neptun und Pluto sogenannte transpersonale Planeten sind, also vorwiegend das Geschick ganzer Generationen (im Gegensatz zu den Geschicken des Individuums) beeinflussen.

Widder – Mars

Der Widder regiert den Kopf, ist damit auch für Kopfschmerzen und Migräne zuständig und hat zudem über seine Zugehörigkeit zum Mars auch eine Verbindung zum Blut inklusive der Themen Blutreinigung und Förderung der Durchblutung.

Mars steht für Power, und im Feuerzeichen Widder verstärkt sich das natürlich noch. Wer unter Niedergeschlagenheit und mangelnder Antriebskraft leidet, sollte Widdertage zur spirituellen Arbeit an diesen Themen nutzen.

Stier – Venus

Zum Stier gehört der gesamte Halsbereich, also die Kehle, der Hals sowie der Nacken. Da seine Herrscherin die Venus ist, empfiehlt er sich, wie bereits angedeutet, für Schönheitsanwendungen aller Art. Als Erdzeichen ist der Stier dabei ganz besonders für Anwendungen mit Heilerde, Rasul oder Moorpackungen und dergleichen geeignet. Die Verbindung zum Element Erde kann in diesem Fall also ruhig wörtlich genommen werden.

Zwillinge – Merkur

Den Zwillingen sind die Arme und die Schultern sowie die Lunge zugeordnet. Da Merkur der astrologische Herrscher der Zwillinge ist, haben sie auch eine Verbindung zum Bereich des

Nervensystems und allen Themen, die damit zusammenhängen, wie zum Beispiel Unruhe, Nervosität oder Schlafstörungen. An Zwillingetagen sollte man nicht zu viel Kaffee trinken, da man ohnehin schon auf Zack ist und zusätzliche Anregungen schnell übers Ziel hinausschießen können. Als Luftzeichen tragen sie nicht gerade zur Beruhigung der Merkurenergie bei. Wer gerade einen Geistesblitz benötigt, kann das positiv nutzen.

Krebs – Mond

Der Krebs regiert den Magen, die Galle, die Milz und die Leber, also die »Innereien« zwischen der Lunge und dem Bereich des Darms und der Blase. Er hat durch seine Zugehörigkeit zum Mond auch eine Verbindung zur Fruchtbarkeit, zum weiblichen Zyklus und zur hormonellen Harmonie der Frau, sodass eine spirituelle Unterstützung dieses Bereiches am besten bei (möglichst zunehmendem) Mond im Krebs stattfinden sollte.

Löwe – Sonne

Das Zeichen Löwe regiert das Herz und den Kreislauf. Will man Beschwerden in diesem Bereich lindern oder beseitigen, sollte man auch die eigene Löwe-Kraft stärken, sich bewegen und – passend zu diesem königlichen Tier – sein Leben und damit die eigene Zeit wieder selbst in die Hand nehmen.

Viele Erkrankungen im Bereich des Herzens und des Kreislaufs basieren abgesehen von ungesunder Ernährung vor allem auf zu wenig Bewegung und zu wenig Zeit, was Stress auslöst. Der Löwe – und im Kleinen ganz sicher auch die Katze – ist ein wunderbares Symbol dafür, wieder Königin oder König im eigenen Reich zu werden und die Prioritäten neu zu ordnen. Wir arbeiten, um zu leben, nicht umgekehrt.

Als sonnenbeherrschtes Zeichen ist der Löwe der Gegenpart zum weiblichen Krebs und unterstützt auch alle speziell männlichen Themen.

Jungfrau – Merkur

Die Jungfrau regiert die Verdauung, also den Darm und alle Stoffwechselprozesse, die mit ihm zusammenhängen. Planetenherrscher Merkur stellt zudem eine Verbindung zum Nervensystem her. Das mag auf den ersten Blick ungewöhnlich erscheinen, tatsächlich hat der Darm aber ein eigenes Nervensystem (das enterische Nervensystem), von dem Wissenschaftler mittlerweile annehmen, was der Volksmund schon immer wusste: Das sprichwörtliche Bauchgefühl ist etwas sehr Reales, Entscheidungen trifft der Mensch manchmal im wahrsten Sinne des Wortes aus dem Bauch heraus, mit seinem Bauchhirn.

Waage – Venus

Die Waage regiert die Nieren und die Blase sowie (genau wie der Stier) den Bereich der Schönheit und Anziehungskraft. Wenn wir Schönheit nicht oberflächlich betrachten, sondern im tiefer liegenden Sinne, dann sehen wir, dass sie vor allem etwas mit Harmonie zu tun hat, damit, mit sich selbst im Reinen zu sein und seine eigene Harmonie zu respektieren. Und was könnte besser zu den beiden Waagschalen der Waage passen?

Skorpion – Mars

Der Skorpion regiert die Geschlechtsorgane und ist durch seinen Herrscher Mars mit starken Urkräften verbunden. Wie bereits beim Widder erwähnt, geht es ums Blut, um die Lebenskraft und die Energie, die das Leben immer weiterbringt und antreibt. Mars ist nicht nur Kampf, Mars ist auch Durchsetzungskraft und Vitalität.

Schütze – Jupiter

Zum Schützen gehören die Oberschenkel und die Venen (die im Unterschenkel dem Wassermann unterstehen). Planetenherrscher Jupiter bringt außerdem die Querverbindung zur Leber und zu den Muskeln, die zu ihm gehören. Damit sind Schützetage ganz allgemein gut für die Kräftigung des Körpers, für Sport, Bewegung oder einfach einen schönen Spaziergang an der frischen Luft, um die Lebensgeister zu wecken.

Steinbock – Saturn

Dem Steinbock sind die Knie und allgemein Knochen, Gelenke und die Haut zugeordnet. Da Saturn sein Herrscher ist, sind diese festen, tragenden und begrenzenden Bestandteile des Körpers sein Revier. Die Haut ist hier in ihrer Funktion als Körpergrenze zu verstehen. Da Saturn wie auch dem Element Erde eine gewisse Kälte zugeschrieben wird, sind – als Ausgleich – wärmende Anwendungen an diesen Tagen besonders günstig.

Wassermann – Saturn

Dem Wassermann gehören die Unterschenkel und die darin befindlichen Venen. Er verbindet die Saturnenergie aber nicht wie der Steinbock mit dem Element Erde, sondern mit dem Element Luft und hat daher mehr Leichtigkeit. An Wassermanntagen kann man besonders gut an chronischen Beschwerden aller Art arbeiten, da Saturn für alles Chronische steht, das Element Luft jedoch ein veränderliches Element mit hineinbringt, das für frischen Wind sorgt.

Fische – Jupiter

Die Fische regieren die Füße und damit auch die Fußreflexzonen und unsere Erdung ganz allgemein. Mit Jupiter kommen auch hier (wie bereits beim Schützen) die Themen Muskulatur und Entgiftung durch die Leber ins Spiel.

Doch während der Schütze als Feuerzeichen eher den dynamischen, sportlichen Aspekt des Jupiters betont, gehen die Fische als Wasserzeichen mehr in Richtung der Gefühle. Psychosomatische Beschwerden können an Fischetagen daher besonders gut angesprochen werden. Psychosomatisch bedeutet übrigens nicht, dass sie eingebildet wären, sondern dass sie emotional begründet sind. Auch unklare Beschwerden und solche, deren genaue Ursache man noch nicht kennt, sind an Fischetagen besonders gut zu behandeln.

Da die Fische das letzte Zeichen im Tierkreis sind, wurden Fischetage auch gerne genutzt, um Dinge loszuwerden und zu bannen, sie also vor dem Beginn eines neuen Mondzyklus durch die Tierkreiszeichen abzustreifen. Bei Warzen ist das noch relativ bekannt, aber sie sind bei Weitem nicht die einzige Möglichkeit, dieses Prinzip anzuwenden.

HANDWERKSZEUG UND PRAXIS

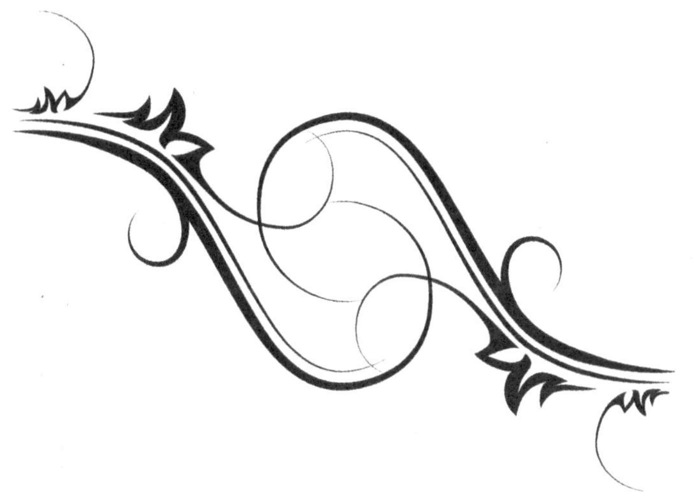

Techniken

Die Liste der spirituellen Heilmethoden unserer Vorfahren ist lang und lässt sich nicht erschöpfend darstellen, was auch daran liegt, dass von Region zu Region und von Praktiker zu Praktiker ganz unterschiedliche Techniken bevorzugt und miteinander kombiniert wurden. Kein Wunder – handelte es sich doch um eine gelebte und keine aufgeschriebene Heilkunde. Zudem sind die Begriffe nicht immer ganz klar, sie werden teilweise unterschiedlich verwendet, mitunter begegnet man auch völlig unterschiedlichen Bezeichnungen für ein und dieselbe Handlung. All das muss man im Hinterkopf haben, wenn man sich mit den alten Techniken befasst.

(Gute) Heilerinnen gehen dabei immer auf den Patienten in seiner Einzigartigkeit ein und behandeln mitunter selbst bei gleichen Symptomen jemanden, der forsch und dynamisch daherkommt, völlig anders als eine eher grüblerische und schwermütige Person.

Wir können uns in diesem Buch dem traditionellen Heilen nur annähern, in der Praxis ist es eine Sache des Gefühls und der Erfahrung. Im Grunde kann man Heilen nie aus Büchern lernen, obgleich sie gute Ratgeber sind, die auch in erfahrenen Heilerfamilien niemand missen möchte. Spirituelles Heilen ist etwas, das in dem Moment, in dem Heiler und Patient miteinander verbunden sind, immer wieder neu entsteht.

Abschreiben

Beim Abschreiben von Leiden wurden magische Heilsprüche, Segenssprüche und teilweise auch Kombinationen von Buchstaben auf einen kleinen Zettel geschrieben, den man zusammenfaltete und am Körper oder in der Kleidung trug. Manchmal wurden diese Zettel sogar wie Medizin geschluckt.

Diese Methode kann man auch heute noch sehr gut verwenden, sei es mit den alten Sprüchen, sei es mit eigenen Affirmationen, Wünschen und symbolischen Buchstaben.

Früher kamen nicht nur Zettelchen zum Einsatz, auch kleine Plättchen aus Metall, Stein oder Holz wurden verwendet – oder Gebäck. Es gibt Überlieferungen, nach denen besonders Lebkuchen dazu verwendet wurden. Man ritzte eine magische Formel in den Lebkuchen und gab der erkrankten Person jeden Tag ein Stück davon zu essen, bis der Lebkuchen komplett verzehrt war.

Abstreichen und abziehen

Beim Abstreichen beziehungsweise Abziehen wird der gesamte Körper beziehungsweise der erkrankte Bereich symbolisch (also ein paar Zentimeter über der Haut) oder mit Hautkontakt abgestrichen. Die Krankheit wird dabei weggestrichen, als wollte man den Körper ausfegen, um ihn zu säubern.

Meist schüttelt der Heiler die Hände nach jedem Strich oder nach der kompletten Behandlung gründlich aus, um Reste der negativen Energie von sich zu entfernen; manche waschen sich auch hinterher die Hände mit kaltem Wasser.

Man streicht immer vom Körper weg und generell von oben nach unten oder – auch da gibt es verschiedene Möglichkeiten – vom Herzen aus strahlenförmig weg.

Die alte Heilformel »Zieht's ab, heilt's ab!« bezieht sich auf diese Technik und kann während der Heilarbeit innerlich oder laut ausgesprochen werden.

Heute würde man solche Methoden als Auramassage oder Ähnliches bezeichnen, sie waren in unseren Breiten aber schon lange vor der Hippiebewegung und den Einflüssen, die sie aus Indien mitbrachte, bekannt.

Manchmal kamen dabei auch Hilfsmittel zum Einsatz; dann wurde tatsächlich gefegt und die Person nicht mit den Händen, sondern mit einem Besen oder einer Bürste bearbeitet (wobei im Fall des Besens zuvor eine Decke über den Patienten gelegt wurde, um die Haut zu schonen). Diese Besenkur kam auch zum Einsatz, wenn man eine Krankheit auf den bösen Blick oder das Verrufen zurückführte.

Man kann diese Methode auch wunderbar zur Vorbeugung benutzen und ganz normale Bürstenmassagen mit entsprechenden Visualisierungen unterstützen, wobei man alles Schlechte aus dem eigenen Energiefeld fegt.

Anbinden

Das Anbinden von Krankheiten findet klassisch an einem gesunden, starken Baum statt, und zwar vorzugsweise an einem Donnerstag oder Sonntag nach Sonnenuntergang, bei abnehmendem Mond. Diese alten Zeitangaben gebe ich gerne weiter, heute kann natürlich jeder individuell damit arbeiten. Wir leben nicht in der Zeit unserer Vorfahren und sie nicht in unserer, man kann nicht immer alles eins zu eins übernehmen, trotzdem wäre es schade, wenn das alte Wissen deshalb verloren ginge.

Man fährt zuerst mit einem Tuch oder Band über die erkrankte Stelle und bindet es danach an den Baum, der die

Krankheit auf sich nehmen und als das große, starke Wesen, das er ist, neutralisieren soll.

Aber auch da gibt es Ausnahmen, manchmal wurden sogar eigens besonders altersschwache Bäume gewählt, deren Hinfälligkeit das Vergehen der Krankheit symbolisieren sollte. Dann folgte der Heilzauber der alten Analogie »Sowie … schwindet, soll auch die Krankheit schwinden.« Im Allgemeinen würde ich aber eher zu großen, starken Bäumen raten, die vor Lebenskraft nur so strotzen.

Anblasen

Beim Anblasen oder auch Anhauchen wird die erkrankte Körperstelle angepustet, genau wie man es heute noch mit Kindern macht, wenn sie sich wehgetan haben. Traditionell wird dreimal über Kreuz geblasen. (Heute sagt man ja auch noch: »Drei Kreuze, wenn dieses oder jenes (nicht) passiert ...«) Die Kreuze an sich sind übrigens nicht unbedingt christlich zu verstehen, sie sind im Volksglauben eher Schutzzeichen. Das kreuzweise Anblasen wird von manchen Heilerinnen auch nach einer Behandlung benutzt, um die Arbeit zu versiegeln, also dem Patienten zu helfen, die neu gewonnene Kraft bei sich zu behalten.

Böten/segnen/abbeten

Für das Wort böten gibt es zahlreiche regionale Umschreibungen. Ihnen allen ist gemeinsam, dass in irgendeiner Form ein Spruch (früher auch: Segen, daher die Bezeichnung segnen) in die Heilung einbezogen wird. Diese Sprüche konnten gemurmelt, im Geiste gesprochen oder auch aufgeschrieben und bei sich getragen werden.

Bei allen heilenden Techniken, für die Worte verwendet werden, kommt es darauf an, *wie* man spricht. Man darf dabei nicht unsicher sein, sondern muss die Sprüche wie eine tiefe, in sich ruhende Wahrheit aussprechen, ob in Gedanken oder laut spielt keine Rolle. Bloß nicht ängstlich oder bittend, aber ebenso wenig im überzogenen Befehlston, denn der bedeutet auch bloß, dass du unsicher bist, sonst müsstest du nicht so drastisch loslegen. Sprich deine Worte gelassen aus – wie eine unerschütterliche Wahrheit. Ich habe dabei oft das Bild eines tiefen dunkelblauen Bergsees vor Augen. Genauer gesagt nicht den See, sondern das Gefühl, das ein solcher See und seine dunkelblaue Farbe ausstrahlen.

Suche dir solche Bilder, du musst sie nicht als Bild sehen, du kannst sie auch fühlen, dich an einen bestimmten Geruch oder ein Geräusch erinnern. Das ist völlig egal, solange dadurch ein starkes, »wahres« Gefühl entsteht. Zu den inneren Bildern kommen wir im Abschnitt über die magischen Sprüche noch einmal eingehend zurück.

Durchziehen

Beim Durchziehen geht es wie beim Abstreifen darum, die Krankheit durch Bewegungen zu entfernen. Dafür nutzte man alte Steinmonumente, durch die man die erkrankte Person hindurchzog, oder es wurde ein junger Baum gespalten und der Patient durch die entstandene Lücke gezogen. Der Baum wurde anschließend sorgfältig zusammengebunden und versiegelt, damit er weiterwachsen konnte.

Das Durchziehen lässt sich heute nur noch selten praktizieren, es sei denn, man weiß um alte Großsteinanlagen oder dergleichen, bei denen sich eine Stelle dafür anbietet. Die Methode an sich war ausgesprochen weit verbreitet, man findet sie bis tief nach Osteuropa hinein.

Alternativ kann man heute mit Reifen arbeiten, die man zuerst magisch schmückt und gestaltet und anschließend über den Körper streift und hindurchsteigt. Holzreifen wie die, mit denen wir als Kinder Reifentreiben gespielt haben, eignen sich besonders gut dafür. Sie können auch als Basis für einen Kräuterkranz dienen, den man um den Reifen herumflicht und dann hindurchsteigt.

Eieranwendungen

Eier spielen in der Volksheikunde eine herausragende Rolle, wenn es darum geht, Krankheiten aufzunehmen und sie aus dem Körper herauszuziehen. Oftmals wurde dafür eine symbolisch bedeutsame Anzahl von Eiern verwendet (neun Stück waren sehr gebräuchlich). Mit diesen Eiern fährt die heilende Person den Körper des Patienten ab, vom Kopf bis zu den Fußsohlen, langsam und konzentriert. Die Eier werden anschließend vergraben oder in einem Fluss versenkt.

Man kann mit dieser Methode, die sich in vielen Gegenden der Welt findet, auch gezielt für sich selbst arbeiten, indem man mit einem Ei über die betroffene Stelle streicht und es danach aus dem Haus bringt und es, wie schon gesagt, vergräbt oder in einen Fluss wirft.

Auch zur spirituellen Reinigung sind Eier ausgezeichnet geeignet; sie sind ein Symbol des Lebens und haben die Kraft, auch ausgesprochen negative Schwingungen aufzunehmen und damit unschädlich zu machen.

Handauflegen

Beim Handauflegen werden die Hände direkt auf den Körper oder nahe darüber gehalten und man lässt heilende Energie durch die Hände hindurch zum Patienten fließen.

Die Hände haben eine besondere Symbolik, schon in den ersten Höhlenmalereien des Menschen findet man Darstellungen von Händen. Amulette in Form von Händen sollen bis heute Negatives abhalten und ihre Träger vor allem Übel beschützen.

Dem Handauflegen kommt mittlerweile noch eine weitere Bedeutung zu, denn viele Menschen leben berührungsarm, sieht man einmal vom Händeschütteln oder von ähnlichen Gesten ab, die mit bewusster, sanfter und damit heilsamer Berührung nichts zu tun haben. Berührungen können tief greifende Wirkungen auf das Seelenleben haben, wie jede Physiotherapeutin bestätigen wird: Hin und wieder beginnen Patienten mitten in der Behandlung ohne ersichtlichen Grund zu weinen, weil die Massage eine Verhärtung im Gewebe lockert, in der ein bestimmtes Gefühl verkapselt war.

Die meisten Menschen empfinden beim Handauflegen ein Gefühl der Wärme und ein leichtes Kribbeln; es ist eine sehr persönliche Heilweise und kann genau deshalb so tief gehend wirken: Man fühlt sich im wahrsten Sinne des Wortes be-Hand-elt.

Allerdings muss man auch hier genau hinschauen. Wer sich unbedingt von einem Profi die Hände auflegen lassen möchte (wobei nun wirklich nichts dagegen spricht, erst einmal im eigenen Umfeld damit zu starten und gemeinsam zu experimentieren), sollte nur zu Heilern des Vertrauens gehen. Von mehreren Frauen weiß ich, dass sie das »Handauflegen« eines Heilers als sexuellen Übergriff empfunden haben und die Situation – im besten Fall – fluchtartig verließen.

Bitte denkt immer daran: Wo Licht ist, ist auch Schatten und der Wunsch nach Heilung sollte niemals den gesunden Menschenverstand ausschalten oder dazu führen, dass man sich in ungute und potenziell gefährliche Situationen begibt. Wenn du nicht ganz sicher bist, nimm am besten eine vertraute Person zur Heilsitzung mit.

Verpflocken

Beim Verpflocken kommen wieder die Bäume als heilende Helfer zum Einsatz. Es ist eine alte und bewährte Heilweise, bei der man ein kleines Loch in einen Baum bohrt, ein Stückchen Stoff, auf das man die Krankheit übertragen hat, hineinsteckt und anschließend das Loch mit einem Pflock verschließt.

Heute würden sich die meisten schwertun, einen Baum einfach so anzubohren, wir haben mittlerweile ein anderes Verhältnis dazu, aber zur spirituellen Unterstützung in schweren Fällen würde ich es trotzdem noch empfehlen. Man macht es ja dann nicht aus Leichtsinn, sondern wegen eines echten Leidensdrucks. Das Loch muss auch gar nicht groß oder tief sein und falls man einen Baum mit Astloch findet, kann man das ebenfalls verwenden.

Visualisieren

Unsere Vorfahren haben nicht so hochgestochene Worte wie »visualisieren« benutzt, aber viele alte Heilerinnen und Heiler haben mit ihrer bildlichen Vorstellungskraft gearbeitet, wenn sie tätig wurden, und Dinge innerlich gesehen.

Diese Denkweise fällt uns heute nicht immer leicht. Wir trennen (viel zu) oft und unterteilen den ganzheitlichen Wahrnehmungsstrom in Traum- und Tagesbewusstsein, innere Wahrnehmung und äußeres Sehen – womit wir es uns nur unnötig schwer machen. In den im nächsten Kapitel folgenden Heilsprüchen werden immer wieder ganz konkrete Bilder heraufbeschworen, die auf die Heilung bezogen sind. Viele Heilerinnen sprechen von Licht oder auch dunklen beziehungsweise andersfarbigen Stellen, die sie in der Arbeit wahrnehmen, und davon, dass sie bewusst bestimmte Bilder innerlich abrufen, während sie heilen.

Wenden

Wenden ist ein Oberbegriff für alle Tätigkeiten, die dazu dienen, eine Krankheit an den Wendepunkt zu bringen, also den Punkt, an dem die Selbstheilungskräfte des Patienten wieder beginnen, die Oberhand zu gewinnen. Manchmal ging das recht rabiat zu. Traditionelle Schamanen erzeugen auch heute noch gern kurze Schreckmomente, wenn es darum geht, die inneren Heilkräfte des Patienten zu mobilisieren und Blockaden zu durchbrechen. Das sind die sprichwörtlichen heilsamen Schocks. Im Alltag gehen wir zum Beispiel davon aus, dass man jemanden erschrecken muss, damit er einen Schluckauf loswird. Und es funktioniert ja auch meistens.

Aus der Forschung weiß man mittlerweile, dass starke Eindrücke die Zusammensetzung unsere Gene messbar beeinflussen können. Kann es da Zufall sein, dass Schamanen ihre Arbeit so oft als Neu- oder Wiederordnung von Körper und Seele beschreiben?

Der starke Reiz, auf dem das Wenden meistens beruht, kann natürlich auch positiv besetzt sein. Bei Kindern lässt sich zum Beispiel ein Schnupfen wunderbar wenden, indem man ihn symbolisch in eine Flasche sperrt und diese wegwirft, sich also noch einen Spaß daraus macht und dadurch die Selbstheilungskräfte und – was genauso wichtig ist – das Gefühl von »Ich bin hier der Boss« wieder stärkt. Denn Heilung hat auch etwas mit Selbstvertrauen zu tun, mit dem Vertrauen in die Kräfte des eigenen Körpers und die Fähigkeit, gut für sich zu sorgen.

Licht, Luft und Sonne

Unseren Vorfahren waren neben den magischen Möglichkeiten auch Licht, Luft und Sonne heilig, wenn es um Vorbeugung und das Vertreiben von Krankheiten ging. Meine frühere Hausärztin, sie war damals schon weit über siebzig, verschrieb ihren Patienten gegen die unterschiedlichsten Beschwerden oft, jeden Tag mindestens eine halbe Stunde spazieren zu gehen. Mit Erfolg! Ihr Standardsatz war: »Gehen Sie jeden Tag eine halbe Stunde an die frische Luft – und keine Ausreden: Das Sonnenlicht wirkt auch an bedeckten Tagen!«

Bequem wie wir sind, denken wir bei solchen Empfehlungen gerne: Wenn das so einfach wäre. Aber es *ist* so einfach, alles andere sind bloß unsere lieb gewonnenen Bequemlichkeiten. Wenn man sich anschaut, wie viele Stunden Leute, die angeblich keine Zeit haben, vor dem Fernseher verbringen, dann sieht man, dass es in Wirklichkeit eine Sache des Nicht*wollens* ist und nicht des Nicht*könnens*.

Ich erinnere mich noch gut, wie mich meine Großmutter als Kind spätestens am dritten Tag einer Erkältung an die frische Luft zerrte, selbst wenn ich noch leichtes Fieber hatte und draußen Schnee lag. Da gab es kein Wenn und Aber, ich wurde dick angezogen und dann ging's los. »Kind, du musst an die frische Luft, sonst wirst du nicht gesund!«, lautete Omas unumstößliche Ansage.

Und was soll ich sagen? Sie hatte recht! Unsere Spaziergänge haben mir jedes Mal neue Kraft gegeben und mich schnell wieder fit gemacht, auch wenn ich sie im ersten Moment natürlich überhaupt nicht mochte.

Bewegung an der frischen Luft ist eines der besten Stärkungsmittel – und noch dazu kostenlos. Glaubt man den Chronobiologen und Arbeitsmedizinern, dann ist Lichtmangel ein Problem, das unter anderem dazu führt, dass man sich ständig schlapp und antriebslos fühlt.

Viele Menschen befinden sich fast den ganzen Tag über in geschlossenen Räumen und spüren instinktiv, dass ihnen das nicht wirklich guttut. Im Winter hört man oft den Satz »Jetzt sehe ich den ganzen Tag keine Sonne mehr«, wenn diese bei der Fahrt zur Arbeit noch nicht aufgegangen ist und beim Weg nach Hause bereits wieder Dunkelheit herrscht. Daher kann man nur empfehlen, was unseren Vorfahren ebenfalls heilig war: Jeden Tag an die frische Luft, auch wenn es nur fünf Minuten sind, das ist immer noch besser als nichts.

Bewegung – Quelle der Kraft und Entspannung

Wie dir sicher aufgefallen ist, schreibe ich nicht Sport, sondern Bewegung: Der Körper will bewegt werden, und das trifft auf Menschen mit sitzender Tätigkeit gleich doppelt zu.

In unserer Zeit wird Bewegung oft mit Geldausgeben verknüpft. Den Leuten wurde eingeredet, dass man erst nach dem Kauf eines Fitnessvideos, eines Abos im Fitnessstudio oder von Spezialkleidung wirkungsvoll etwas für den Körper tun kann.

Das stimmt natürlich nicht: Bewegung ist immer noch kostenlos; und es kommt nur darauf an, dass man überhaupt etwas tut: lieber ein paarmal in der Woche zehn Minuten lang zu lauter Musik wild durch die Wohnung tanzen, als ein Jahresabo im Fitnessstudio zu besitzen und nie hinzugehen.

Vergiss auch all die Vorschriften und Glaubenssätze, mit denen Gesundheit und Fitness überzogen werden à la: Ein Training wirkt erst nach 30 Minuten, du musst bis an deine Grenzen gehen, dich vollkommen auspowern …

Wenn du die Chance hast, unterhalte dich einmal mit einem Trainingswissenschaftler. Ich habe das getan, und er meinte unumwunden, man finde Studien für und gegen jeden Grundsatz, wie man »am besten« trainiert. Entscheidend ist nur, was beim Trainierenden selbst funktioniert, denn Menschen sind unterschiedlich, und das muss respektiert werden. Was dabei auch nicht ganz unwichtig ist: Wir wollen doch nicht Leistungssportler werden, warum also dieser Druck?

Ist es da nicht besser zu sagen: *Jede* Bewegung zählt! Das motiviert und macht Freude. Vergleiche dich nicht mit anderen, auch wenn das manchmal schwerfällt. Es wird immer jemanden geben, der fitter, beweglicher und leichtfüßiger ist als du. Es gibt aber auch einige Leute, die nur davon träumen können, sich so schön zu bewegen, wie du es kannst.

Als ich meine am Anfang des Buches erwähnte Kniegeschichte hatte und ein Vierteljahr größtenteils im Sitzen verbracht habe, habe ich etwas gelernt: Bewegung ist kostbar; es ist ein Geschenk, sich bewegen zu können. Manchmal merkt man eben erst, was man hat, wenn es einem fehlt. Ich habe manchmal geheult, weil mich die Ungewissheit, was genau mit meinem Bein los ist, und die Unfähigkeit zu gehen (natürlich im schönsten Frühling und Sommer) so wütend und gleichzeitig hilflos gemacht haben.

Der Körper braucht Zeit für Veränderungen, weshalb das, was wir in unserer überzogener Erwartungshaltung als Faulheit bezeichnen, in den meisten Fällen viel vernünftiger ist, als loszupowern und hinterher die Rechnung zu bekommen. Lass die anderen strampeln, das ist deren Sache. Finde Bewegungsformen, die dich ansprechen: vielleicht schöne Spaziergänge, tanzen, schwimmen … Sei sanft zu dir und sieh es als Genussform an. Wenn du es noch genießen kannst, bist du im grünen Bereich und mit genießen meine ich nicht das überhebliche Lächeln, wenn man irgendeine innere Gewinnmarke geknackt hat, sondern ein sanftes Fließen, gute Laune und Sanftheit sowie die Fähigkeit zu erkennen, wann es genug ist.

Du brauchst deinen Körper noch ein Weilchen, also sei gut zu ihm. Es geht um die goldene Mitte: Muskeln und Gelenke wollen benutzt werden, auch für die Seele und das spirituelle Gleichgewicht ist Bewegung wichtig. Bewegung und Freude, nicht Überlastung.

Achte darauf, dass es dir wirklich Spaß macht, denn wenn es keinen Spaß macht, machst du es höchstens zwei-, dreimal oder (noch schlimmer) ziehst es durch, hast aber keine Freude daran. Mit Freude machst du es ganz von selbst und musst dich nicht mit klugen Argumenten überreden.

Es gibt keinen inneren Schweinehund, den uns die »Gelobt-sei-was-hart-macht«-Fitnessindustrie einreden will. Es gibt nur die falsche Bewegungsform, die eben nicht wirklich Spaß macht, und dann sollte man sich nicht in die Tasche lügen. Dass man das Richtige für sich gefunden hat, erkennt man daran, dass man es als ein Highlight des Tages empfindet und nicht als Pflichtveranstaltung.

Man kann die positiven Auswirkungen von Bewegung nicht berechnen, man kann sie nur erfahren. Ich stellte eines Tages fest, dass meine hartnäckigen Einschlafschwierigkeiten verschwunden waren. Auf einmal schlief ich abends ohne Weiteres ein. Dann dämmerte es mir: Lag die segensreiche Ruhe vielleicht einfach daran, dass ich seit Kurzem schwimmen ging? War das wirklich so einfach? Kann ein nicht geforderter Körper einen wach halten, weil er noch zu viel Energie hat? Geistig war ich abends müde vom Tag, aber vielleicht war der Körper noch putzmunter, da völlig unterfordert?

Bewegung bringt dem gesamten Organismus etwas, nicht nur einem kleinen Teil. Im Körper hängt alles zusammen, man kann kein Problem isoliert betrachten. Nun könnte man sagen: Oh, wie schrecklich, mein Problem wirkt sich auch auf die Bereiche aus, die in Ordnung sind. Man kann aber auch sagen: Wie gut, dass alle Bereiche, die in Ordnung sind, mithelfen können, dass dieser Bereich auch wieder in Balance kommt.

Vergiss das (auch und gerade in Fitnesskreisen) so beliebte Bild vom perfekten Menschen. Wir sind alle mehr oder weniger krumm und schief, es gibt keine völlig »richtigen« Menschen. Wären wir Äpfel, würde man uns als »wie gewachsen« anpreisen. Wir sind ein Naturprodukt und stehen damit dem Apfel näher als der Barbiepuppe.

Magische Sprüche und die Kraft des Wortes

Dies vorab: Ich gebe alle Sprüche genau so wieder, wie sie mir die Quellen zugetragen haben, und habe keine Veränderungen daran vorgenommen.

Natürlich weiß ich, dass meine Leserinnen und Leser unterschiedlichen spirituellen Wegen folgen. Deshalb möchte ich es hier ganz ausdrücklich betonen: Jeder kann die Sprüche abändern und die spirituelle Kraft einfügen, mit der er sich verbunden fühlt. Egal ob du mit Jesus, Maria, der großen Göttin, mit Cernunnos, Isis, deinem Krafttier oder einem Engel arbeiten möchtest: Tu es einfach. Dir stehen alle Möglichkeiten offen.

Auf diese Weise halten wir es genau wie unsere Vorfahren, wir sprechen jeweils die Kraft an, die uns heilig ist. Eine solche Veränderung schwächt den Spruch nicht, sondern im Gegenteil: Sie verstärkt seine Wirkung. *Schwächen* würde es den Spruch, wenn man eine Kraft anrufen würde, mit der man persönlich wenig oder sogar Negatives verbindet. Natürlich kannst du auch eigene Sprüche erfinden, aber dazu kommen wir später noch.

Für die Anwendung magischer Sprüche und Gebete gibt es zahlreiche Begriffe, die regional sehr unterschiedlich sind. Ein Freund von mir, der aus Bayern stammt, wusste zum Beispiel nicht, was ich mit »Böten« meine, das Abbeten aber kannte er noch aus der eigenen Kindheit. Es gibt den Begriff der Sympathie, dann heißt es »jemand macht eine Sympathie« (siehe Anhang), anderswo ist vom Wenden (der Krankheit) die Rede, vom Brauchen, Segnen, Püstern, Wegsprechen, Raten, Striken, Ansprechen, Stillen oder Pröpeln. Doch obwohl die Bezeichnungen regional sehr verschieden sind, sind sich die Sprüche in ihrer Grundstruktur erstaunlich ähnlich, auch wenn sie aus ganz verschiedenen Gegenden stammen.

Die Kraft des Wortes wird leicht unterschätzt. Wir reden und tippen unablässig, werden ständig beschallt und sind im Alltag von regelrechten Wortwolken umgeben. Aus dieser Lage heraus ist es manchmal nicht ganz einfach, wieder zur ursprünglichen Kraft des Wortes zurückzufinden. Für unsere Vorfahren jedoch waren Worte eine zentrale Kraft im Heilgeschehen – es mussten jedoch bedeutungsvolle, symbolische und magische Worte sein, kein Alltagsgerede.

Als ich anfing, mich mit den magischen Sprüchen zum Böten zu befassen, war ich durchaus skeptisch. Ich dachte an all die Leute, die den perfekten Spruch für einen Liebeszauber suchen, einen Spruch, der durch die bloße Abfolge seiner Worte die Realität zu wandeln vermag, unabhängig von den Umständen. Wir alle wissen, dass die bloße Abfolge von Worten gar nichts bewirkt, wenn man keine Energie hineinlegt. Wendet man sie aber mit Liebe an, sind die alten (oder auch neuere) Heilsprüche von großer Wirkkraft.

Man kann nur mutmaßen, woran das liegt. Vielleicht tauchen wir durch ihre Verwendung in einen uralten Strom des Heilens ein.

Wir haben verlernt, an Wunder zu glauben, und wenn, dann brauchen wir schon richtig dramatische Beispiele wie die schmerzlosen Operationen brasilianischer Tranceheiler mit dem Küchenbesteck oder Operationen mit bloßen Händen, wie man sie aus Asien kennt. Wenn wir so etwas sehen, können wir für einen Augenblick die Skepsis beiseitelassen und staunen über die Wunder, die möglich werden, wenn man nicht so vermessen ist, sie für unmöglich zu erklären. Kranken wir womöglich an unserer Arroganz, an unserer Coolness, an unserem Weil-nicht-sein-kann,-was-nicht-sein-darf? Wie klein unsere innere Welt doch ist – und dabei halten wir uns auch noch für wahnsinnig fortschrittlich.

Die alten Heilsprüche müssen nichts beweisen. Sie sind einfach da und verweben Worte und heilende Energien zu einer kraftvollen Mischung. Ein Spruch aus früheren Zeiten[8] belegt eindrucksvoll den starken Glauben unserer Vorfahren an die Kraft des Wortes:

Mein Wort ist groß,
mein Spruch ist stark.
Stärker ist mein Wort als Wasser,
höher als der Berg,
zugkräftiger als Gold,
mächtiger als ein Reicher.
Mein Spruch kann nicht durch das Wasser,
nicht durch das Feuer,
nicht durch die Erde,
nicht durch die Luft gestört werden.
Wer aus dem Meere das Wasser austrinkt,
wer aus dem Felde alles Gras ausreißt,
selbst der überwältigt nicht meinen Spruch.

Die Erwähnung der vier Elemente und der Vergleich mit der Natur lässt einen bei beim Lesen an alte schamanische Beschwörungen denken und die Formulierung erweckt den Eindruck, als wäre der Spruch des Zaubernden eine tiefer gehende Kraft, die in ihm steckt und über die Worte allein hinausgeht.

8 Hampp, S. 23

Haben wir heute noch das Selbstvertrauen, solche Sprüche auszusprechen? Auch das ist eine wichtige Frage: Hingabe und Entschlossenheit sind wichtige Bestandteile der Spruchheilung. Sich eben nicht für alle Eventualitäten ein Hintertürchen offen zu halten, sondern voll und ganz zu dem zu stehen, was man tut.

Die magischen Sprüche zum Abbeten, Böten, Wenden und Besprechen wurden oft als Segen bezeichnet, um sie vom alltäglichen Reden abzugrenzen.

Diese Sprüche wurden alle irgendwann einmal erfunden. Manche sind sehr alt, andere relativ jung. Damals wie heute schaffen sich viele Heiler auch eigene Sprüche, zugeschnitten auf ihre Erfahrungen oder durch spontane Eingebungen.

Wer sich selbst einen Reim machen will, sollte sich kurz fassen. Ideal ist die Form des Vierzeilers oder eine kurze, symbolische Erzählung.

Nicht jede Heilerin benutzt Sprüche; manche reden ganz einfach innerlich mit Gott, Mutter Natur oder zum Beispiel einem Engel, um Heilung zu bewirken. Es muss also nicht zwangsläufig die strenge Form im festen Reim sein.

Vielleicht hast du dich schon gefragt, warum die inneren Bilder, die durch die Sprüche angeregt werden, so wichtig sind, wenn die Sprüche doch meist geheim waren und bei der Heilarbeit höchstens leise gemurmelt oder sogar nur im Geiste wiederholt wurden.

Es kommt entscheidend darauf an, dass die heilende Person ein Bild vor Augen hat, das sie über den Spruch auf die hilfesuchende Person projiziert. Die Worte sind also wie ein Weg zum inneren Bild. Es geht nicht um die Worte selbst, es geht um das, was sie transportieren, und das ist immer ein Bild oder eine Geschichte, die symbolisch auf das Leiden einwirken sollen.

Die Kraft heilender Geschichten kennt man in vielen Kulturen bis heute. Und im Grunde sind die magischen Sprüche unserer Vorfahren nichts anderes. Auch wenn die erzählten Geschichten manchmal nur in einem kleinen Vierzeiler stecken, ein Bild erwecken sie immer.

Die Sprüche werden normalerweise dreimal wiederholt (in schweren Fällen auch dreifach dreimal, also neunmal oder drei Sprüche, die in drei Sitzungen angewendet werden), danach folgt eine Geste, wie zum Beispiel dreimal kreuzweise darüberblasen oder bereits während der Behandlung kreuzweise über die Stelle streichen oder mit dem Zeigefinger oder Daumen ein Kreuz in die Luft darüberzeichnen. Achte darauf, dass die Linien des Kreuzes immer vom Körper des Patienten wegführen und nicht in seine Richtung zeigen.

Traditionell wurden die Sprüche, nachdem immer mehr Leute schreiben gelernt hatten, gerne auf Zetteln übergeben oder die designierten Nachfolger einer Heilerin wurden gebeten, sie zu notieren, während sie sie diktierte.

Um einen Spruch zu dem deinen zu machen, ist es gut, wenn du ihn von Hand abschreibst und ihn dir damit innerlich aneignest.

Ob man die Sprüche weitergeben darf, darüber hatten die alten Heilerinnen und Heiler keine einheitliche Meinung. Während die einen darauf bestanden, dass sie geheim bleiben müssten, damit sie nicht an Wirkung verlieren, haben andere Heiler ihre Sprüche gerne weitergegeben, schließlich gab es so viele Leidende. Du musst für dich selbst entscheiden, wie du es halten willst.

Ich möchte euch, meine Leserinnen und Leser, bitten, die Sprüche ohne Scheu, aber mit Respekt zu behandeln. Sie sollten nicht ausgesprochen werden, wenn es keinen Grund dafür gibt.

Wenn du sie auswendig lernen möchtest, wiederhole sie nur im Geiste. Mach keine Show daraus, wenn du sie anwendest, und stelle dich nicht als große Heilerin oder Ähnliches dar. Letztendlich wirken höhere Kräfte als wir bei der Heilung. Heilende Arbeit und persönliche Eitelkeit vertragen sich nicht.

Wende die Sprüche mit Vertrauen an, denke also nicht: Was, wenn es nicht funktioniert? Du hast ohnehin nicht in der Hand, ob es klappt (nein, der liebe Gott sind wir noch nicht und die Große Göttin auch nicht). Also tu einfach dein Bestes, mach es mit Liebe, aber ohne große Umschweife.

Die alten Heiler haben immer betont, dass nicht sie heilen, sondern »die da oben«. Diese innere Haltung ist auch psychologisch hilfreich, denn sie verhindert, dass du verkrampfst, weil du Angst davor hast, dass es nicht hinhaut und du dann blamiert wärst. Und genau dieses Verkrampfen kann schnell bewirken, dass es nicht so gut geht, wie es gehen kann.

Manche Heilerinnen tun es nicht, aber man kann die Sprüche auch für sich selbst anwenden. Früher war das eine Sache der Vernunft: Wer zum Beispiel einen Spruch gegen den Brand wusste, hätte sich wohl kaum mit einer schmerzenden Verbrennung hingesetzt und abgewartet.

Sprüche nach Beschwerden

Die folgenden Sprüche sind klassische Segen zum Böten. Sie finden sich in zahlreichen Überlieferungen, oft mit kleinen Abwandlungen – je nach Mundart und der persönlichen Note, die hineingebracht wurde.

Bei bekannten Sprüchen kann ich keine genaue Quelle benennen, weil sie unter Heilern Allgemeingut sind. Sprüche, die ich nur in einzelnen Quellen gefunden habe oder die von Heilern individuell erfunden wurden, belege ich natürlich.

So mancher Segen ist heute noch allgemein bekannt und in Verwendung oder wurde sogar zu einem Volkslied, wie etwa das berühmte *Heile, heile Gänschen*, das Mütter auch heute noch über kleine Verletzungen ihrer Kinder summen:

Heile, heile Gänschen
Ist bald wieder gut,
Die Katze hat ein Schwänzchen
Ist bald wieder gut,
Heile heile Mausespeck
In hundert Jahr'n ist alles weg.

Interessanterweise spielt Speck auch in mehreren Zauberanweisungen eine wichtige Rolle. Er wird über die erkrankte Stelle gestrichen und anschließend an einer Kreuzung, unter einem Baum oder auf dem Friedhof vergraben, um die Krankheit zu bannen.

Ob die Verwendung von Speck ursprünglich zu diesem Sprch hinzugehörte, lässt sich nur mutmaßen, ist aber nicht ganz unwahrscheinlich, da man öfter Sprüche findet, die auf eine Zutat verweisen, die während des Sprechens zum Einsatz kam.

Auf ähnliche Weise arbeitet der Spruch:

Heile, heile Segen,
Drei Tage Regen,
Drei Tage Schnee,
Tut schon nicht mehr weh!

Bis heute wird selbstverständlich gepustet, wenn ein Kind hingefallen ist oder eine kleine Verletzung hat. Und sobald sie um dieses Ritual wissen, machen uns die Kleinen unmissverständlich klar: »Du musst jetzt pusten!«

Das nenn ich uraltes Heilwissen – umstandslos in die heutige Zeit transportiert.

Bannen und vorbeugen allgemein

Geht die heilige Maria durch das Land,
Hat neun (hier die Krankheit nennen) in der Hand.
Hat sie nicht neun, so hat sie acht,
hat sie nicht acht, so hat sie sieben,
Hat sie nicht sieben, so hat sie sechs,
hat sie nicht sechs, so hat sie fünf,
Hat sie nicht fünf, so hat sie vier,
hat sie nicht vier, so hat sie drei,
Hat sie nicht drei, so hat sie zwei,
hat sie nicht zwei, so hat sie eins,
hat sie nicht eins, so hat sie keins.[9]

Dieser Zauberspruch wurde ursprünglich aufgesagt, um Augenkrankheiten zu beheben; er lässt sich aber auch auf jedes andere Leiden übertragen. Seine Form erinnert an die klassischen Zaubersprüche, bei denen jeweils ein Buchstabe weggelassen wird, um etwas zu bannen, wie man es bei den geschriebenen Zaubern mit der geheimnisumwobenen Formel »Abracadabra« kennt:

Abracadabra
Abracadabr
Abracadab
Abracada
Abracad
Abraca
Abrac
Abra

9 Nach: Fehrle, S.60

Abr
Ab
A

Hier wird die Krankheit so lange reduziert, bis sie verschwunden ist. Der Spruch ist sehr kraftvoll und zugleich leicht zu merken, den sollte man immer im Hinterkopf haben, man weiß nie, wann man ihn einmal gebrauchen kann.

Im folgenden Spruch aus dem Volksglauben der ungarischen Zigeuner wird der Neumond angesprochen, wobei damit die Phase gemeint ist, in der sich wieder die erste, zarte Sichel zeigt (das Neulicht). Um Krankheiten für eine Mondphase (so lange hält er an, danach muss man ihn wiederholen) vorzubeugen oder sie zu lindern, sprach man zum neuen Mond:

Neumond, neuer König!
Gib mir gnädig,
Gute Wochen
Gute Tage,
In guten Tagen
Gute Stunden,
In guten Stunden
Gutes Glück,
Und lass mich fein
Gesund sein![10]

Wir werden noch sehen, dass Verkleinerungen in Sprüchen Krankheiten bannen sollen; hier wird die Verkleinerung genutzt, um auch noch die kürzeste Zeitspanne abzudecken und ja nichts auszulassen. Diesen Spruch kann man sich wunderbar zur Gewohnheit machen und ihn am zweiten oder dritten Tag

10 Von Wlislocki: *Zauber- und Besprechungsformeln …*, S. 24

nach dem eigentlichen Neumond (wenn der Mond vollständig dunkel bleibt) aussprechen.

Übrigens wurde und wird der neue Mond (wenn sich das Neulicht zeigt) auch zur Geldvermehrung verwendet, weshalb es gut ist, immer ein paar Münzen in den Taschen zu haben. Sieht man den neuen Mond zum ersten Mal, klappert man im Wunsch nach Vermehrung mit den Münzen. Einen Lottogewinn bringt das nicht gleich, aber es ergeben sich fast immer unerwartete Zuwächse während dieses Mondmonats.

Albträume

Gott behüte mich vom Alp!
Mit deiner ganzen Gewalt.
Alle Gewässer durchwaten,
Alle Bäume durchblättern,
Alle Ränder übersteigen,
Alle Schmere durchschneiden,
Alle Sternlein am Himmel zählen,
Alle Sandkörnlein im Meere zählen,
Alle Planken und Zäune zählen,
Alle Schindeln auf dem Dach zählen,
Derweil kommt der liebe Tag hervor,
Kann mich der Alp nicht drücken.[11]

Dieser Spruch ist eine typische Beschäftigungszauberformel, bei der man einem Geist so viel zu tun gibt, dass er nicht dazu kommt, einen zu stören. (Das Wort Albtraum leitet sich übrigens vom Alp her, einem Geistwesen, das einen nachts drückt, weshalb es auch als Druckgeist bekannt war.)

11 Hampp, S. 101

Ähnlich schützend wie solche Beschäftigungssprüche funktionierten zum Beispiel auch Fransen an Kleidern, weil die Geister die erst einmal alle durchzählen müssen und bis dahin hat man Ruhe. In der afroamerikanischen Magie gab es sogar den Brauch, Zeitungen an die Wände zu kleben, denn die Geister müssen sie erst alle lesen, bevor sie irgendetwas anderes tun können. Vergleichbare Vorstellungen findet man in zahlreichen Kulturen und auch unseren Vorfahren war sie bekannt.

Ausschlag

Unter Ausschlag sind alle möglichen Hautprobleme zu verstehen und der folgende Spruch geht wirklich auf Nummer sicher:

> Ich werde diesem getauften N.N. den lästigen Ausschlag versegnen, dreimal neun Pickel, dreimal neun Pusteln, dreimal neun Schwämme. Die Mutter Gottes ging einen grünen Steg und traf drei Kräuter. Das eine pflückte sie ab mit der rechten Hand, das andere warf sie um mit dem rechten Fuß und das dritte verlor sich, ich weiß nicht wohin. Also sollen auch diese Schwämme des getauften N.N., ich weiß nicht wohin, sich verlieren. Nicht durch meine, meine, meine, sondern durch des Herrn Jesu Hülfe, so wie aller Heiligen.[12]

Die Betonung des Getauftseins in diesem Spruch dient zweifelsohne der Aktivierung der Heilkraft im Sinne von: Maria und Jesus schaut her, für diese Person seid ihr verpflichtet etwas zu tun. Natürlich kann man das Wörtchen getauft auch weglassen und seine persönlichen spirituellen Ansprechpartner in diesen Spruch einbringen. Alle Sprüche wurden irgendwann ein-

12 Frischbier, S. 35

mal erfunden und genau wie unsere Vorfahren haben auch wir das Recht, dies zu tun.

Etwas zu erfinden wird bei uns oft komisch gefunden (andere Kulturkreise sind da deutlich entspannter und deshalb auch erfindungsreicher), nach dem Motto: Das hast du ja bloß erfunden, das ist ja gar nichts Echtes.

So ein Unsinn, erfinden zu können ist eine menschliche Gabe, und wir wären schön blöd, wenn wir dieses Geschenk nicht nutzen würden. Kein einziger Heilsegen wäre entstanden, wenn ihn sich nicht irgendwann jemand ausgedacht hätte. Der Kopf ist doch nicht bloß zum Haareschneiden da.

Blasenentzündungen

Gegen Blasenbeschwerden kennt Mutter Natur zahlreiche Hilfsmittel, besonders Brennnesseltee kann den ersten Anflug meist wirkungsvoll zurückdrängen, bevor sie sich richtig einnisten. Doch auch die Spruchheilkunde wusste um dieses Problem, wie der folgende norddeutsche Spruch belegt:

> Schneiden Wasser und reisen Wasser stellt eins mit dem anderen ab.[13]

Der Begriff »schneiden Wasser« spielt auf die Beschwerden an, das reisen Wasser ist aller Wahrscheinlichkeit nach ein fließendes Gewässer.

Unsere Vorfahren haben ihre natürliche Umgebung oft in Heilzauber einbezogen, sodass es ziemlich wahrscheinlich ist, dass dieser Spruch an einem fließenden Wasser angewendet wurde, während man sich erleichterte.

13 Schmidt, S. 103

Blutsegen

(zum Stoppen von Blutungen und Verheilen von Wunden)

Natürlich gehen wir heutzutage mit Blutungen und größeren Wunden zum Arzt, um sie versorgen zu lassen. Diese Sprüche habe ich vor allem der Überlieferung wegen notiert. Sie können zum Einsatz kommen, bis man den Arzt erreicht hat oder (bei größeren Verletzungen) der Krankenwagen eingetroffen ist.

Es gibt traditionelle Heilerinnen, die den Blutfluss nahezu im Handumdrehen stoppen können und Wunden ohne Narbenbildung zum Verheilen bringen, aber sie haben viel Erfahrung damit. Deshalb: keine Experimente in ernsthaften Situationen! Der gesunde Menschenverstand ist auch und gerade in Sachen Heilarbeit immer der beste Ratgeber.

Herr Jesus ging durch die Gasse.
Da floss Blut und Wasser.
Das Wasser ließ er fließen.
Das Blut tat er stillen.[14]

Ein weiterer Spruch lautet:

Moses ging durch das rote Meer,
er schlug mit dem Stab in die Flut,
die Flut sie stand,
so steh auch du, Blut.

Das Motiv von Moses, der das Rote Meer teilt, findet sich in vielen alten Blutsegen. Es ist ein frommes Bild, das sich unseren Vorfahren für die Behandlung von Blutungen geradezu ange-

14 *Lommersdorfer Chronik*, S. 193

boten hat, wenn das »rote Meer« zwar nicht geteilt, aber zum Stillstand gebracht werden sollte.

Im grünen Wald stehen drei Eichen,
unter den Eichen sind drei Spinnerinnen,
die eine die läuft,
die andere die leckt,
die dritte steht stille.[15]

Dieser Segen lässt an die drei Nornen als Schicksalsspinnerinnen denken. Er ist insofern ungewöhnlich, als er keinerlei christliche Bezüge aufweist, sondern unmittelbar auf ältere Zeiten zu verweisen scheint.

> Es sind drei glückselige Stunden in diese Welt gekommen. In der ersten Stund ist Gott geboren, in der zweiten Stund ist Gott gestorben, in der dritten Stund ist Gott wieder lebendig geworden. Jetzt nenne ich die drei glückseligen Stunden und stille dir, N.N., damit das Gliedwasser und das Blut, dazu heile ich dessen Schaden und Wunden.

Es gibt verschiedene Varianten und Ausschmückungen dieses christlichen Spruchs, dessen Kern darin besteht, die Auferstehung des geopferten Gottessohns auf die Gesundung der Patienten zu übertragen.

Wer nicht den christlichen Weg geht, kann in solchen Sprüchen das Motiv des geopferten Gottes beibehalten und auf ähnliche mythologische Figuren wie Wode (Odin, der unter der Bezeichung Wode vor allem in norddeutschen Heilsprüchen eine Rolle spielt), Dionysos, Persephone, Inanna, Veles, Ishtar,

15 Hampp, S. 42

Xango, Shiva oder Osiris übertragen, je nach persönlichem Zugang.

In der antiken Mythologie finden sich sowohl Götter als auch Göttinnen, die eine Unterweltsreise machen, sodass man dabei nicht auf eine männliche Gottheit festgelegt ist.

Unter den Blutsegen darf natürlich der altbewährte Longinussegen nicht fehlen; er wird zwischen 975 und 1000 u. Z. datiert:

Ritter Longinus his der man,
der unsser liben herren Jhesu Christi syne wunden enkan.
dy wunden blutten sere:
vorstant blut durch des heiligen ere.

Longinus war der Legende nach der Soldat, der Jesus am Kreuz die Lanze in die Seite stach. Das hervortretende Blut soll seine Blindheit geheilt haben, woraufhin er sich taufen ließ und das Evangelium verkündete. Wie dem auch sei, der Segen jedenfalls ging über all die Jahrhunderte nicht verloren und wird auch heute noch angewendet, was ein klares Zeichen dafür ist, dass er sich bewährt hat.

Böser Blick, verschrien sein, berufen
(heute auch: Mobbing)

In alten Zeiten wurden oft Neid, übel wollende Gedanken, manchmal aber auch übermäßige Bewunderung als Ursache für eine Krankheit angenommen. Diese Leiden wurden dann oft mit Sprüchen behandelt.

Noch heute kennen wir das Gefühl: Da ist mir etwas in die Glieder gefahren. Neid ist eine mächtige Energie. Dahinter muss keine böse Absicht stecken, auch wenn der Begriff »böser

Blick« sich so anhört. Oftmals passiert das unbewusst und ungewollt. Man sollte überhaupt nicht gleich hinter allem einen Angriff vermuten, sondern die Sache lieber ruhig und besonnen aus der Welt schaffen.

Freund, bist du beschrien in deinem Bein,
und in deinen Lungen
und in deiner Leber,
hat es dir ein böses Weib getan,
oder hat es dir ein junges Mädchen getan,
oder hat es dir ein böser Mann getan,
oder hat es dir ein junger Knabe getan,
so stelle es ihnen heim
in ihre Lungen und ihre Leber,
darin soll es ewiglich kleben.

Die meisten Sprüche gegen den bösen Blick weisen diese typische Liste von Fragen auf, in der alle potenziellen Kandidaten, die ihn verursacht haben könnten, abgearbeitet werden. Da man die Quelle dieser Energie nur in den seltensten Fällen direkt zurückverfolgen kann, war das eine Sicherheitsmaßnahme, um auch ja keinen möglichen Urheber unberücksichtigt zu lassen.

In der heutigen Zeit kann man diesen Spruch auch verwenden, um bei Mobbing, Verleumdungen und dergleichen für Klarheit zu sorgen, denn der Kummer, der aus solchen Problemen entsteht, schlägt sich fast immer auch körperlich nieder, zum Beispiel in Form von Schlafstörungen oder Magenproblemen. Wenn man es unter diesem Aspekt betrachtet, versteht man, wie es gemeint ist, wenn man sagt, dass die Ausstrahlung mancher Personen sogar körperlich Schaden anrichten kann.

Wem die letzten beiden Zeilen des Spruches zu heftig sind, der kann sie weglassen und ihn mit den Worten »... so stelle ich es ihnen heim« beenden. Das ist einfach noch die Sprache einer anderen Zeit.

Wer hat dich beschrien?
Dem geht's selber an die Nier'n
Wer hat dich beschrien, Weib oder Mann?
Dem geht's selber an.
Wer hat dich beschrien, Dirn oder Knecht?
Dem geht's selber schlecht.

Dieser Spruch ist sehr klassisch: Die bösen Absichten werden an den Absender zurückgeschickt, soll der sich doch mit der eigenen Verbitterung herumschlagen und nicht seine Zeitgenossen damit belasten! Es gab aber auch unpersönlichere Bannungen, die nicht ganz so heftig formuliert waren, wie zum Beispiel:

Böses Auge, böses Auge,
gehe zu dem einsamen Berg,
wo die Vögel nicht singen,
wohin der Mensch nicht kommt.[16]

Bei dieser Bannung wird der Verursacher nicht direkt angesprochen, sondern der böse Blick als solcher gebannt, ohne den Absender einzubeziehen. Der vorhergehende Spruch war dem Muster nach spiegelnd (das heißt, man sendet das Negative an den Absender zurück). Hier wird der böse Blick personifiziert und weggesendet, ohne eine bestimmte Person ins Visier zu nehmen.

16 Hampp, S. 92

Zwei böse Augen haben dich verrufen,
zwei guten Augen rufen dich zurück.

Dieser recht bekannte Spruch kommt gleich zur Sache und stellt sie ein für alle Mal richtig. Es gab im Volksglauben nämlich nicht nur den bösen, sondern auch den guten Blick, der heilen kann und die Dinge wieder in Balance bringt.

Brand/Feuer

Unter Brand beziehungsweise Feuer versteht die Volksheilkunde alle entzündlichen oder geröteten Hauterkrankungen, Verbrennungen, Sonnenbrand, Rotlauf, Rose und Fieber. Im Grunde also alle Erkrankungen, die ihrer Natur nach heiß sind, was auch Allergien umfasst, die eine »überhitzte« Reaktion des Körpers auf meist völlig harmlose Umweltreize sind.

In Einzelfällen waren auch die Mutterkornvergiftungen (»Antoniusfeuer«) mit dem Begriff Brand gemeint, die früher eine ernsthafte Gefahr darstellten, was als historische Anmerkung hinzugefügt sei.

Die Rose führe ich später noch einmal extra auf, weil ihr in der Spruchheilkunde besondere Beachtung galt. Die Sprüche gegen den Brand können aber grundsätzlich auch gegen die Rose verwendet werden, denn aus volksmedizinischer Sicht ist sie eine Unterart des Brands.

Brand, fall in den Sand,
Fall in den Fahrweg,
Fall ganz und gar weg.

Ich stille diesen Brand./Auch: *Ich nehme diesen Brand*
und werf ihn in den Sand.

Dazu bietet es sich an, mit einem Tuch über die erkrankte Stelle zu streichen (wobei der Stoff die Haut nicht berühren muss) und es anschließend zu vergraben.

Dieser Segen ist mein persönlicher Liebling, unter anderem hat er mir einmal einen Nachmittag am See gerettet.

Ich hatte gerade am Kiosk ein Stück Kuchen und eine frisch gebrühte Tasse Kaffee gekauft, als mir beim Hinsetzen der Pappbecher aus der Hand rutschte und sich der heiße Kaffee so gründlich über mein eines Bein ergoss, dass der dicke Jeansstoff sofort damit vollgesogen war. Vor Schmerz fiel mir der Kuchen aus der anderen Hand. Mein erster Gedanke war: Das gibt Brandblasen! Der zweite ging (so etwas denkt man dann ja in Sekundenbruchteilen) an die schwäbischen Frauen, die mit der Hochzeit als spirituellen Erste-Hilfe-Kasten die Sprüche ihrer Familie gesagt bekamen. Das waren auch keine hochgepriesenen Heilsbringerinnen, sondern ganz normale Frauen, also los!

Ich sagte innerlich den Brand-/Sandspruch auf und machte mit dem Zeigefinger drei kleine Kreuze über die Stelle. Der Schmerz ließ augenblicklich nach. Nur noch ein kurzes Kribbeln, und dann fühlte sich das Bein an, als wäre überhaupt nichts passiert. Als ich nachschaute, wie es unter der Hose aussah, war nicht einmal eine Rötung erkennbar, ein Bein sah aus wie das andere.

Diese Geschichte schreibe ich als Ermutigung für alle auf, die denken, dass nur große Heiler oder hochgesalbte Meisterinnen etwas bewirken können. Ich bin keine Heilerin, habe keine mysteriösen Einweihungen erhalten oder sonst etwas, sondern bin nur eine Autorin, die zu diesem Thema forscht, um altes Wissen zu bewahren. Ich habe einfach gehandelt, ohne mir groß Gedanken zu machen, ob es funktioniert, nur mit dem festen Wunsch, dass es wirken möge. Ich hätte auch ohne zu zögern einen Arzt aufgesucht, wenn es nicht geklappt hätte und Brandblasen entstanden wären. Das möchte ich betonen: Es geht nicht darum, das praktische Denken auszuschalten, aber wenn sich etwas so leicht lösen lässt, nimmt man das gerne an.

Der Reim Brand auf Sand findet sich in vielen Sprüchen zum Heilen »heißer« Beschwerden. Mal fällt der Brand in den Sand, mal wird er hineingeworfen, mal sinkt er hinein und vieles mehr. Neben dem offensichtlichen Vorteil, dass es sich reimt, ist es auch ein wirkungsvolles Bild, weil Sand Hitze gut absorbiert und in sich aufnimmt.

Ein weiteres Beispiel dafür ist der folgende Segen:

> Weich aus Brand und ja nicht ein, du seiest kalt oder warm, lass das Brennen sein. Gott behüte dich, N.N., dein Fleisch, dein Blut, dein Mark, dein Bein und alle Äderlein, die sollen vor dem kalten und warmen Brand bewahrt und unverletzt sein.

Dieser Spruch ruft Gott zu Hilfe (wie in allen Sprüchen kannst du variieren, je nachdem, welche Kraft für dich die Heilung bewirken soll), beschwört aber gleichzeitig auch die Gesundheit des gesamten Körpers. Es geht also nicht bloß um die direkt betroffene Stelle, sondern der Körper wird als Gesamtsystem ganzheitlich angesprochen. Die Nennung des Namens der kranken Person (N.N.) verstärkt den Zauber.

Der zweite Teil des Spruches ab »Gott behüte dich ...« kann auch einzeln verwendet werden, um jemanden in der Rekonvaleszenz nach einer Krankheit zu stärken. (Ersetze dann einfach die Worte »Vor dem warmen und dem kalten Brand« durch »Vor Krankheit«.) Du kannst ihn aber auch an andere Sprüche anhängen, wenn der Körper zusätzlich zum besprochenen Leiden allgemein gestärkt werden soll.

Spruchheilung war und ist eine kreative Kunst. Es geht nicht darum, stur alles nachzumachen, bringe ruhig deine eigene Note hinein.

Es gingen drei heilige Frauen waschen,
die eine klopft,
die andre spült,
die dritte löscht das Feuer aus.

Hier treffen wir wieder auf die drei heiligen Frauen, die so viele Heilsegen bevölkern. Das Bild beim Waschen, welches für diesen Segen gewählt wurde, ist einleuchtend und der Abschluss »... löscht das Feuer aus« macht deutlich, wie dieser Segen funktioniert, nämlich nach dem magischen Prinzip des Gegensatzes: Wasser bekämpft das Feuer und nimmt ihm seine Kraft.

St. Lorenz saß auf dem glühenden Rost,
da kam Gott mit seinem Trost,
mit seiner starken, allmächtigen Hand,
löscht aus den kalten und den heißen Brand.

Der heilige Lorenz ist aufgrund seines Martyriums in zahlreichen Brandsegen vertreten.

Dabei blieb man dem magischen Denken treu: Gleiches heilt Gleiches. Wenn ein Heiliger Erfahrung mit dem Feuer hat, wird er auch beim Brand auf Erden helfen können. In manchen Sprüchen heilt der Heilige selbst, in anderen – wie in diesem Beispiel – kommt Gott persönlich als Helfer vorbei. So wie Gott dem Heiligen beisteht, soll er auch dem Erkrankten beistehen und sein Leid von ihm nehmen.

Maria ging einst übers Land,
da fand sie ein rotseiden Band,
das rotseiden Band hob sie auf,
und heilt damit den roten Lauf.

Maria und die Heiligen sind in den alten Sprüchen ausgesprochen wanderfreudig, sie gehen gerne übers Land. Dies ist eine Verheißung: Sie sind in deiner Nähe, sie kommen vorbei und helfen dir. Die Tätigkeiten, die sie dabei verrichten, sind das Symbol für die Heilung der Krankheit. Wie immer haben unsere Vorfahren bildlich gesprochen, denn sie wussten, dass Heilung auch auf der Ebene der inneren Bilder geschieht und ein Spruch nur etwas taugt, wenn er ein inneres Bild hervorruft.

Ich rathe dich vor 99erlei Feuer!
Der Eine macht Feuer,
Der Andre macht Holz
Der Dritte bläst zu und ab.[17]

Die dritte Textzeile ist besonders bedeutsam und lässt darauf schließen, dass bei diesem Spruch auch angeblasen, das heißt dreimal kreuzweise über die Stelle gepustet wurde, um ein Leiden zu bannen.

Wenn mehrere Helferinnen im Spiel sind, dann kommen sie – wie immer – zu dritt:

Früh morgens im Thaue,
Gingen drei schöne Jungfrauen,
Die eine ging durchs grüne Gras,
Die andre sucht ein Lilienblatt,
Die dritte nahm das Feuer.[18]

Kühler Tau und die Frische der Vegetation fungieren in diesem Spruch als bildhafte Heilmittel, um den Brand zu besiegen.

Die drei schönen Frauen haben eine lange Tradition, sie sind

17 Frischbier, S. 49
18 Hampp, S. 52

im Kult der drei Matronen verankert, der auch an die drei Nornen erinnert. Es gab viele Matronenheiligtümer in Deutschland, die durch Funde von Altären und Weihesteinen belegt sind. Man nimmt einen römisch-keltisch-germanischen Ursprung für sie an, aber es ist gut möglich, dass ihre Gestalt geschichtlich noch viel weiter zurückgeht.

Auch das Christentum griff die weiblichen Dreiergruppen auf: Besonders bekannt sind die drei Marien, die drei Bethen Einbeth, Wilbeth und Worbeth oder die drei heiligen Madel Barbara, Katharina und Margaretha.

Die Sprüche gegen den Brand sind im Alltag sehr hilfreich bei kleinen Verbrennungen (Pfannenspritzer, Bügeleisen und so weiter), daher ist es gut, mindestens einen davon auswendig zu kennen.

Meist dauert es einen kleinen Moment, bis der Spruch anschlägt, du solltest es einfach ausprobieren. Mach keine große Sache daraus, sondern murmele den Spruch dreimal konzentriert, aber unverkrampft über die betroffene Stelle, dann mache mit dem Zeigefinger drei Kreuze darüber oder puste dreimal kreuzförmig und schau, was passiert.

Erkältungen und Fieber

Bei Fieber wirken grundsätzlich auch die Sprüche gegen den Brand, der ja, wie erwähnt, für alle »heiß« gearteten Krankheiten steht. Trotzdem gibt es zahlreiche Sprüche, die sich direkt gegen das Fieber wenden.

Fieber, Fieber!
Ich sage dir: verlasse mich!
Gehe, schüttle graue Steine!
Gehe, schüttle Baumstümpfe im Walde!

Wenn das heiße Fieber in graue Steine fahren soll, denkt man fast schon wieder an den Brand, der in den Sand soll – die Hitze wird also in Steine gebannt und zusätzlich in diesem Spruch auch noch in Baumstümpfe.

Bäume spielen in Heilsegen oft die Rolle der mächtigen Pflanze, die dank ihrer Größe und Kraft besser mit einer Krankheit fertigwird als der vergleichsweise kleine Mensch, sodass wir diese dem Baum übergeben können, damit er sie unschädlich macht.

Husten, geh heraus!
Du Husten des N., kratze nicht dem N. den Leib!
Husten, geh heraus!
Du Husten des N., kratze nicht dem N. den Knochen!
Du Husten des N., kratze nicht dem N. das Herz!
Geh das Meer entlang,
kratze die Steine des Meeres,
kratze den Meeressand!
Die sind dir schmackhafter als der Leib des N.[19]

Dieser Spruch ist wieder ein gutes Beispiel für das bildhafte Denken, das untrennbar zur magischen Spruchheilung dazugehört: Das Kratzen des Hustens wird zum Zentrum des Spruches und der Husten wird wie eine Person angesprochen, mit der man verhandeln kann, ein zutiefst schamanischer Gedanke.

In diesem Spruch wird die Krankheit nicht aggressiv vertrieben, sondern man appelliert an die Vernunft der (personifizierten) Krankheit, nach dem Motto: Nun geh schon, du hast es anderswo doch viel schöner. Hier kommt also Überredungskunst statt eines Befehls ins Spiel.

19 Beide Sprüche: Hamp S. 99

Wer sich für seine persönliche Auswahl oder das eigene Schreiben von Heilsprüchen nicht so richtig mit der Befehlsform anfreunden kann, für den sind Überredungssprüche eine gute Alternative.

Guten Abend du Alte,
ich bring dir das Warme und das Kalte.

... nämlich das warme und das kalte Fieber (Schüttelfrost). Bei diesem Spruch geht man zu einem Baum, mal ist es eine Eiche, mal ein Holunder, Apfelbaum, Nussbaum, eine Fichte oder eine Weide (und was der Bäume mehr sind).

Ein ähnlicher Spruch arbeitet nicht mit einem Baum, sondern mit der Weggabelung als magischem Ort. Für diesen Zauber geht man an eine Kreuzung und spricht:

Guten Tag, Kreuzweg!
Hier bring' ich dir meine Kälte und meine Wärme.
Die Kälte laß' ich bei dir,
Die Wärme behalt' ich bei mir.[20]

Danach geht man schweigend und ohne sich umzusehen nach Hause.

Interessant sind auch hier wieder die Verweise auf uralte magische Vorstellungen; die Kreuzung wird wie eine Person angeredet, und aus der Antike, aber auch aus anderen Kulturkreisen wissen wir, dass manche Gottheiten gerne an Kreuzwegen weilen, besonders Schicksalsgottheiten, die Lebenswege verschließen oder öffnen können.

20 Frischbier, S. 53

Flechten

Mit Flechten sind Schuppenflechte, Neurodermitis und alle Hauterkrankungen gemeint, bei denen sich Schuppen bilden. Man kann also auch Kopfschuppen damit ansprechen.

Zeigt sich ein Problem mit der Haut nur in Form von Rötung oder Hitze, verwendet man einen Spruch gegen den Brand; sobald aber Abschuppungen ins Spiel kommen, nimmt man einen Spruch gegen die Flechten, auch wenn die Haut gerötet ist.

Die traditionelle Heilkunde empfiehlt zudem Salzwasser als Auflage bei Flechten und heutzutage kommen viele darauf zurück, indem sie Meerwasseranwendungen machen oder sich ihr »Meer«-Wasser selbst herstellen – aus reinem Meersalz und Wasser.

Flechten, Flechten scheret euch!
Meine Hände jagen euch,
Sie jagen euch bei Tag und Nacht,
Drum Flechten, Flechten, Flechten,
Scheret euch von mir weg![21]

Dieser Spruch macht eine klare Ansage und jagt die Flechten weg. Das innere Bild des Spruches ist klar, man kann sich direkt vorstellen, wie zwei Hände hinter den Flechten herjagen, um sie zu vertreiben.

Flechte steige auf den Steiß herab,
vom Steiße auf die Ferse,
von der Ferse auf die Erde.[22]

21 Hampp, S. 79
22 Hampp, S. 80

Dieser Spruch ist eine Art Blitzableiterspruch, die Flechte wird den Körper hinabgeleitet und schließlich in die Erde geschickt, die sie aufnimmt und unschädlich macht. Man kann ihn auch wunderbar auf andere Krankheiten ummünzen.

Zwei weitere relativ bekannte Sprüche arbeiten mit dem Motiv des Nicht-mehr-Zurückkommens:

Der Mond und die Flechten
gehen über das Wasser;
der Mond kommt wieder,
die Flechten bleiben aus.

Die Flugasche und die Flechte
Die flogen beide über das Meer.
Die Flugasche kam wieder,
Die Flechte nimmermehr.

Flugasche – in Varianten dieses Spruches auch als Flockasche oder Pottasche bezeichnet – ist Asche, die fein genug ist, um zu fliegen. Früher wurde sie wohl auch ganz konkret verwendet und während der Behandlung symbolisch weggepustet oder auf die betroffene Stelle gestreut. Manchen Quellen zufolge[23] ist unter Flugasche Asche aus Buchenholz zu verstehen.

Als man noch einen Ofen im Haus hatte, konnte man leicht so arbeiten. Heute empfehlen sich getrocknete Kräuter wie Rosmarin, Brennnessel oder Beifuß, die auf einer feuerfesten Unterlage verbrannt und später wie Asche verwendet werden. Drei- oder neunmal wiederholen:

Böse Flechte, geh wieder heim.

23 Schmidt, S. 89

So einfach können Sprüche sein! Hier ist es eine klare Ansage, ohne jeden Schnörkel, die zum Bannen der Flechte benutzt wurde.

Frauenleiden

In alten Zeiten war die Vorstellung weit verbreitet, dass die Gebärmutter ein Eigenleben führt. Sie wurde manchmal als Tier (vor allem als Kröte) betrachtet und konnte nach altem Glauben im Körper herumwandern, was entsprechende Beschwerden nach sich zog.

Heute wissen wir, dass es sich nicht so verhält, und sehen diese Analogien in einem anderen Licht. Ihr magischer Bauchkessel muss in Ordnung sein, damit es der Frau gut geht. Die alten Sprüche können auch erfolgreich bei Menstruationsbeschwerden und PMS angewendet werden.

Wobei man auch da nicht in unreflektiertes, ideologisches Denken verfallen sollte. Gerade in spirituellen Kreisen hat sich die Überzeugung breit gemacht, dass Menstruationsschmerzen bedeuten, frau sei mit seiner Weiblichkeit nicht im Reinen. Aber nun macht mal einen Punkt! Die Menstruation ist die Abstoßung der Gebärmutterschleimhaut, so verwundert es ja wohl kaum, dass da Action herrscht im Körper. Natürlich kann und sollte man diese Beschwerden lindern, aber ganz natürliche Prozesse mit Schuldgefühlen zu überhäufen, das ist doch … fragwürdig, gelinde gesagt. Früher galten Frauen während ihrer Tage als unrein, heute hält man sie für nicht ausreichend geläutert, wenn sie Schmerzen dabei haben. Da wird ja der Hund in der Pfanne verrückt.

Alte Frau – alte Katz'
Trink dies Gläschen Schnaps!
Bärmutter, lass dein Gekatz![24]

Dieser Spruch ist offenbar ein Trinkspruch, den man vor einem Schnäpschen zur Besänftigung der Gebärmutter sprach. Er funktioniert aber auch mit einer Tasse Tee oder einem hilfreichen Medikament anstelle des Schnapses.

Manche Frauen leiden während ihrer Tage lieber mehr oder weniger still vor sich hin, weil sie keine »bösen« Medikamente nehmen wollen. Das muss jede selbst wissen, aber warum die Märtyrerin spielen, wenn du auch einen schönen Tag haben kannst?

Natürlich müssen Medikamente bewusst und sparsam eingesetzt werden, am besten befragst du dazu die Ärztin oder den Apotheker. Aber wenn gar nichts mehr geht, ist es eine Option, die keineswegs einen unspirituelleren Menschen aus dir macht.

Nicht immer waren die Sprüche so friedfertig wie der vorhergehende, es konnte auch direkt zur Sache gehen:

Gebärmutter, leg di!
Regst du di,
so töt i di.

In diesem Spruch ist die Vorstellung von der Gebärmutter als einer Art Tier im Körper, das in seinem vorgesehenen Bereich bleiben soll, unschwer zu erahnen. Mit einer deutlichen Drohung wird nachgeholfen, und jede Frau, die schon einmal starke Menstruationsbeschwerden hatte, wird diese drastische Sprache nachvollziehen können. Noch deutlicher wird es im folgenden Spruch:

24 Hampp, S. 60

Muater i däm di
Muater i klem di
Muater gang a dei(n) Uort
Wo die Gott der Vater na verschaffa hot.[25]

Die wandernde Gebärmutter soll an ihren angestammten Ort zurückfinden, dann ist die innere Ordnung wiederhergestellt.

Wehmutter, Bärmutter,
Du willst Blut lecken,
Das Herz abstoßen,
Die Glieder recken,
Die Haut strecken.
Darfst es nicht tun,
Du musst ruhn.

In diesem Segen geht es einmal durch den ganzen Körper; die unruhige Bärmutter wird besänftigt und in die Schranken gewiesen. Hier wird nicht gedroht, sondern zur Ruhe gerufen. Auch aus heutiger Sicht ein kluger Spruch, denn tatsächlich kann die Menstruation die »Glieder« unangenehm »recken«, wenn es zu Begleiterscheinungen wie Kopfschmerzen, Übelkeit, Krämpfen, Durchfall und einem allgemein flauen Gefühl kommt.

25 Hampp, S. 59

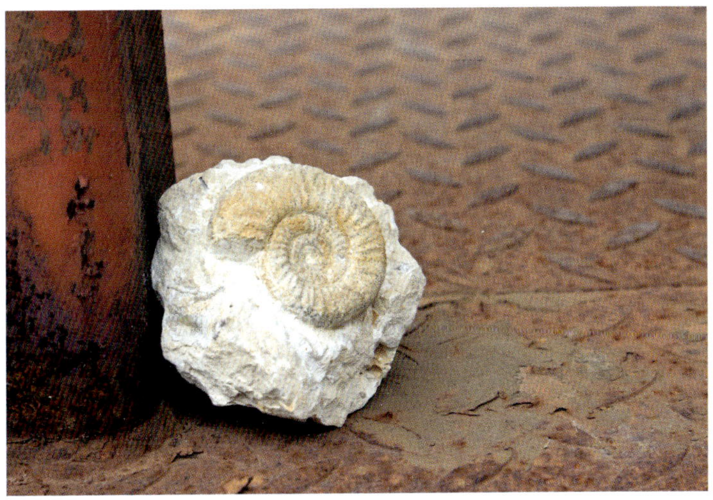

Abb. 1 Versteinerter Ammonit
Je nach der Gesteinsmatrix, in der sie sich befinden, können versteinerte Ammoniten sehr unterschiedlich aussehen. Allen gemeinsam aber ist ihre Spiralform.

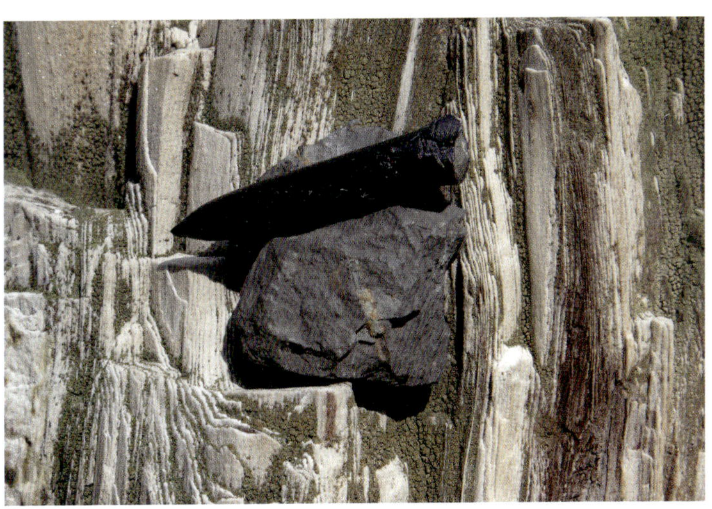

Abb. 2 Donnerkeil

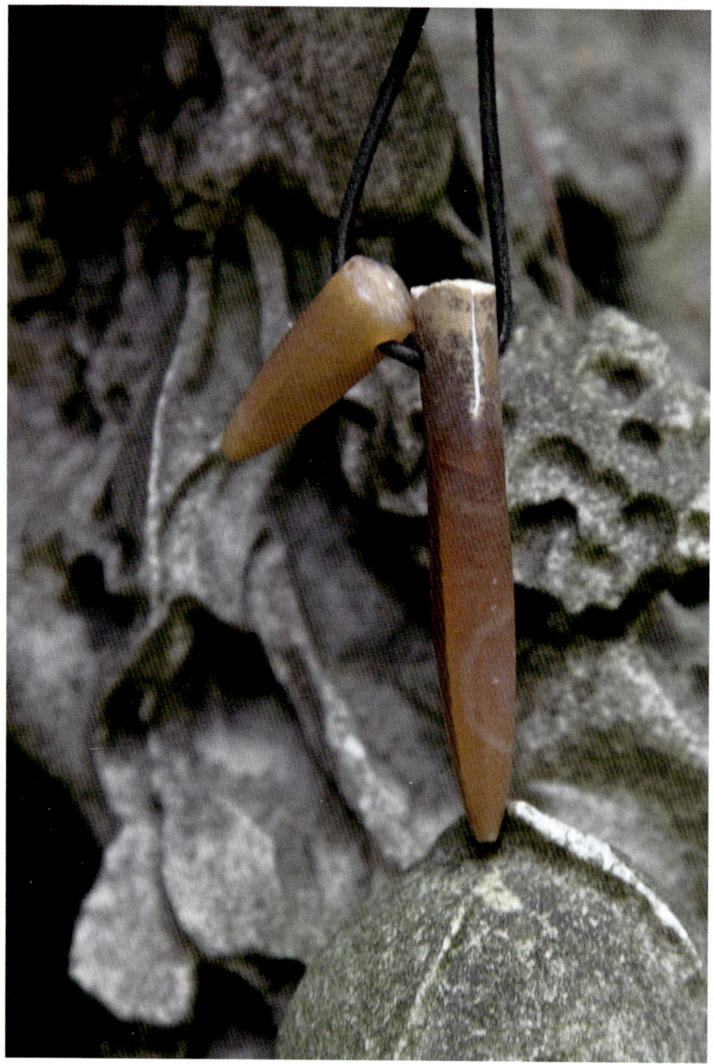

Abb. 3 Zwei **Donnerkeile**, wie man sie mit etwas Glück an der Ostsee finden kann. Als Bestandteil fossiler Gesteinsschichten kommen sie aber auch in vielen traditionellen Bergbauregionen vor.

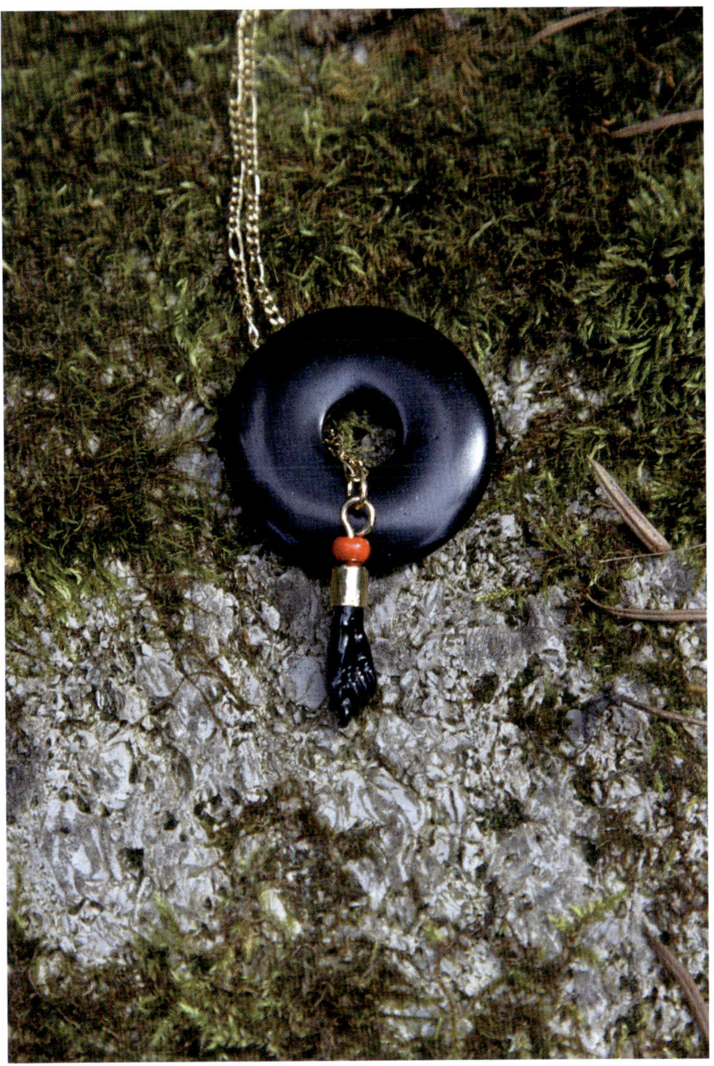

Abb. 4 Gagat mit mano de figa

Gagat ist ein leichter Stein, der sich warm anfühlt und im »Zahntest« genauso weich wirkt wie Bernstein. Im Bild sieht man zudem eine kleine Feigenhand, die traditionell aus Gagat geschnitzt wird.

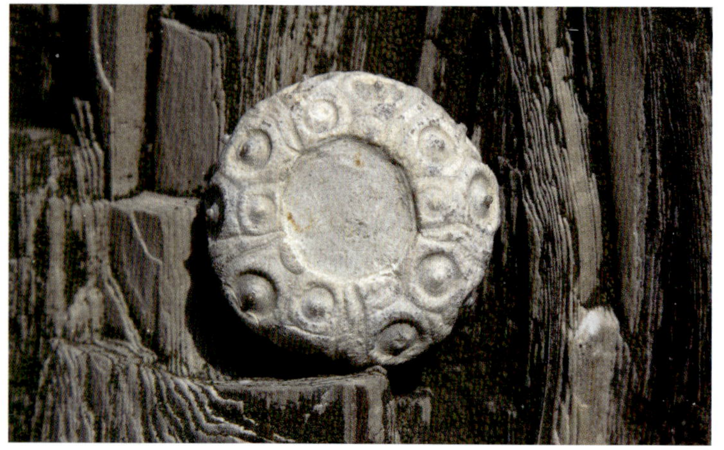

Abb. 5 Schlangenei/Drudenstein
Ein Schlangenei von oben. Dieses fossile Exemplar ist recht flach, meist sind sie bauchiger und runder in der Form. Im Handel sind jedoch auch heutige Seeigel-Muscheln erhältlich, die ihren fossilen Vorfahren sehr ähnlich sehen.

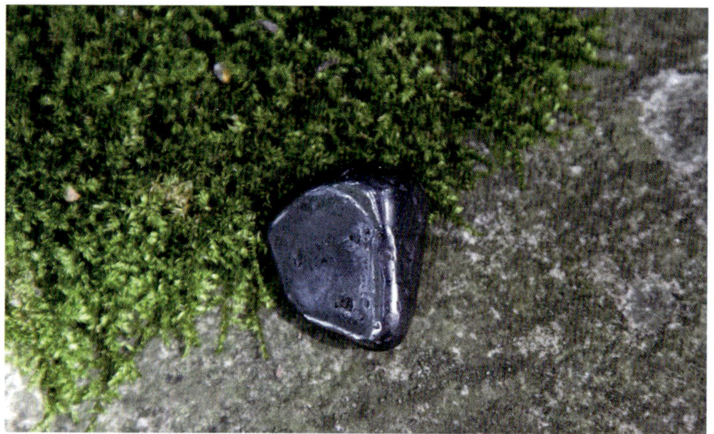

Abb. 6 Hämatit
Der Hämatit ist leicht zu erkennen: Er unterscheidet sich nicht nur durch seinen Glanz von anderen schwarzen Steinen, sondern ist auch relativ schwer und fühlt sich leicht metallisch an.

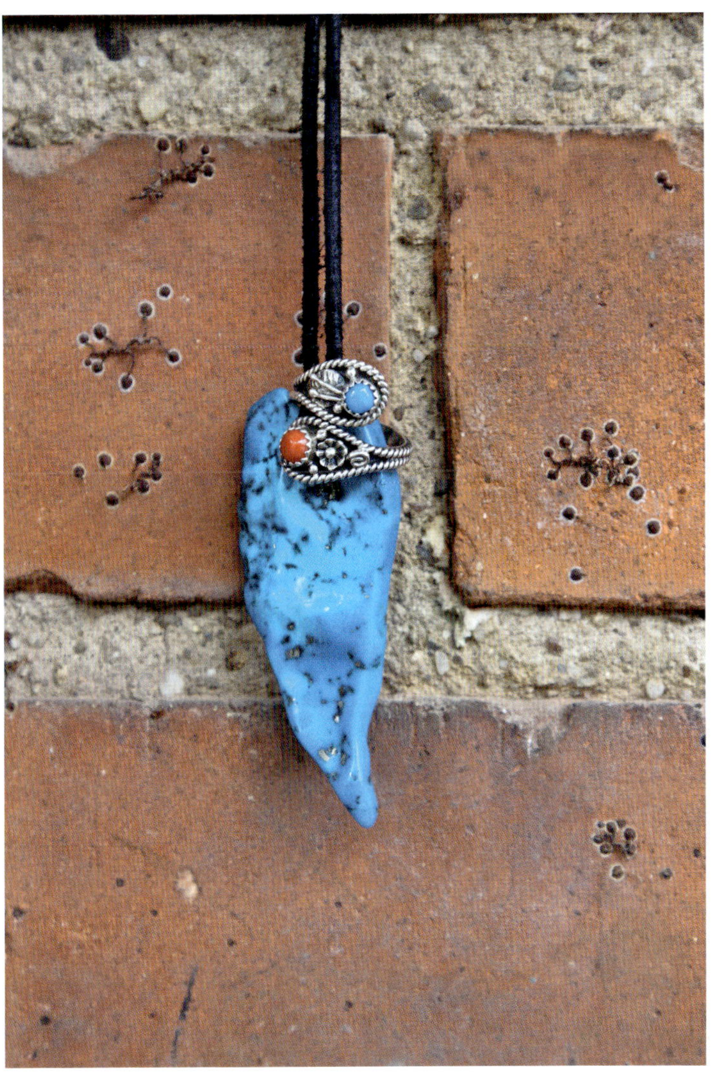

Abb. 7 Türkis und Koralle

Im traditionellen Schmuck der Indianer werden Türkis und Koralle bis heute gern zusammen verarbeitet. Man kennt diese Kombination aber zum Beispiel auch aus Nepal und Indien.

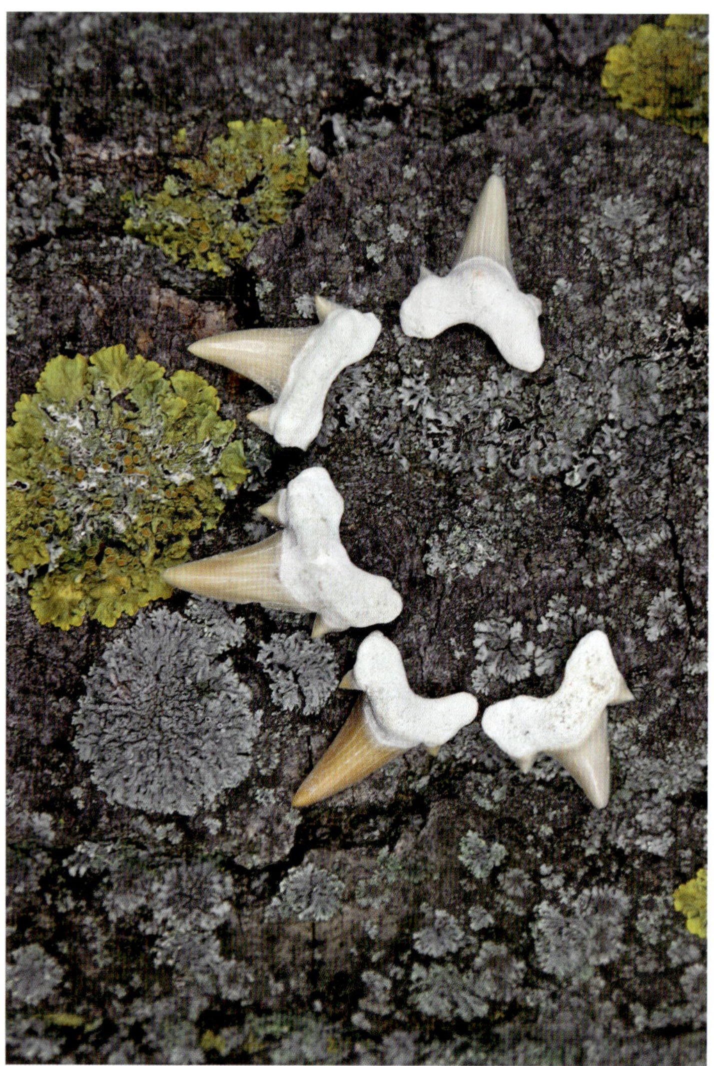

Abb. 8 Natternsteine
Als Natternsteine kommen sowohl fossile als auch heutige (sogenannte rezente) Haifischzähne infrage, wobei man aus Artenschutzgründen die fossilen Exemplare bevorzugen sollte; sie werden häufig gefunden und sind daher erschwinglich.

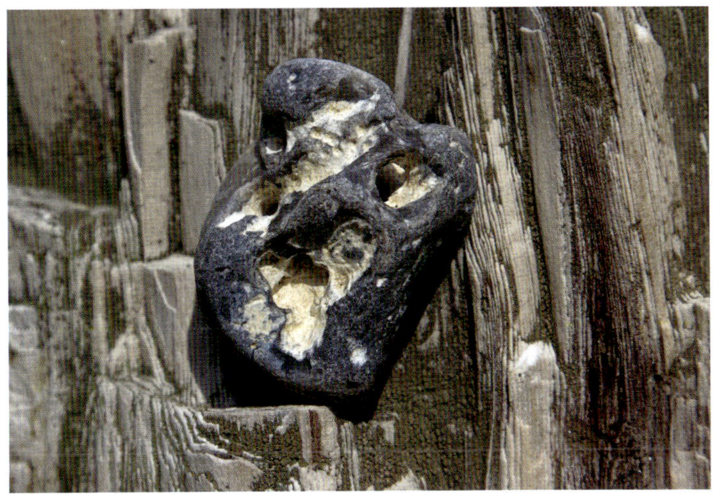

Abb. 9 Lochstein/Hühnergott
Hühnergötter können die unterschiedlichsten Formen haben, winzig klein oder fußballgroß sein; auch farblich gibt es viele Varianten. Aufgrund ihres charakteristischen Loches kann man sie leicht an einer Kette tragen oder in die Wohnung hängen.

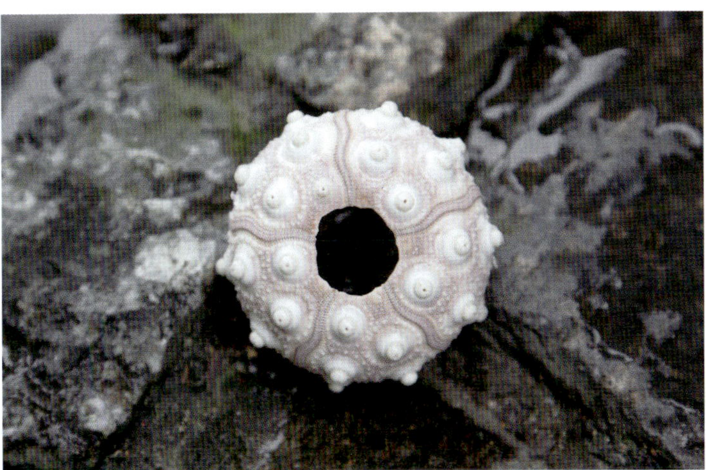

Abb. 10 Schlangenei/Drudenstein

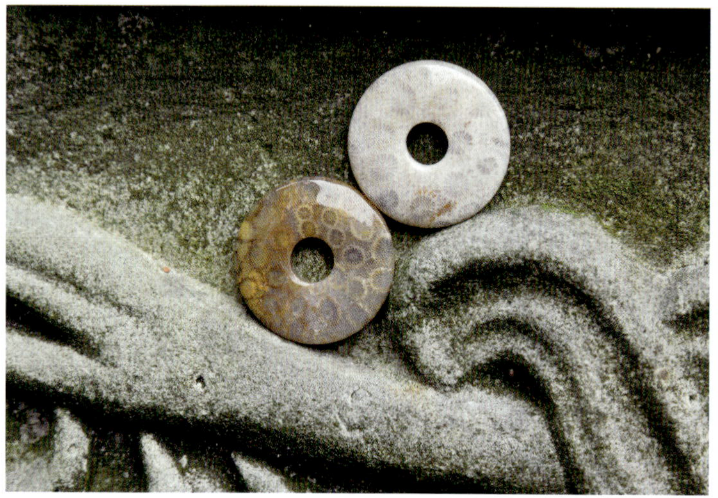

Abb. 11 Fossile Korallen/Spinnenstein
Im Querschnitt erkennt man die kleinen »Spinnennetze« der fossilen Korallen besonders gut.

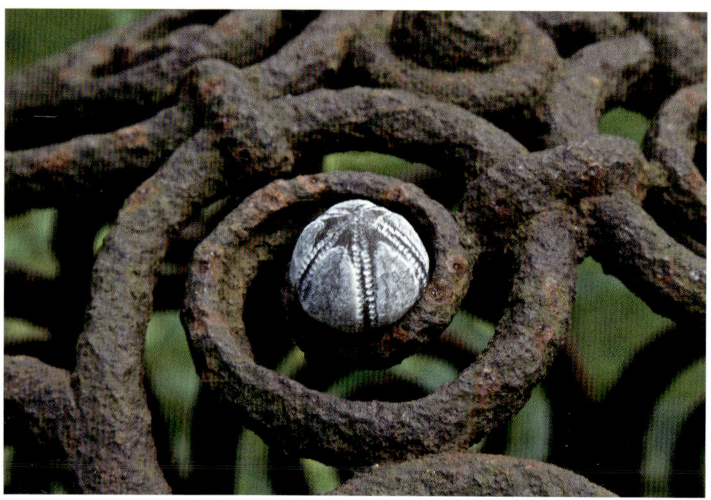

Abb. 12 Schlangenstein

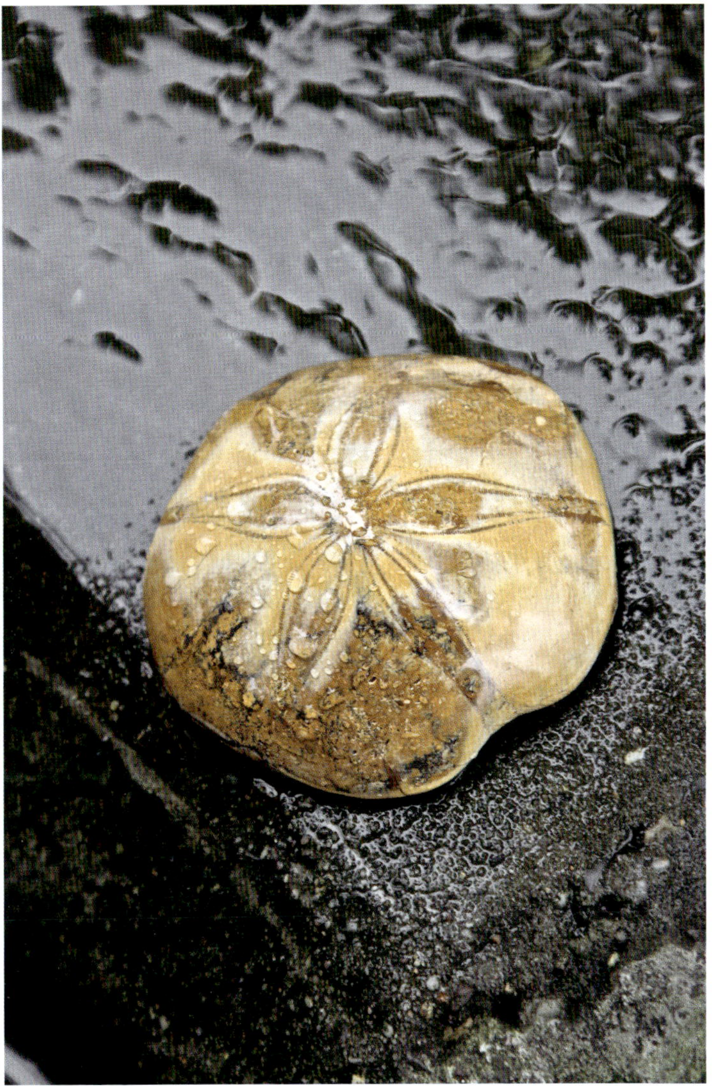

Abb. 13 Schlangensteine können – wie alle Fossilien – je nach Gesteinsmatrix sehr unterschiedlich aussehen; manche sind flach, andere laufen nach oben hin spitz zu, charakteristisch ist aber immer der fünfzackige Stern an der Oberfläche.

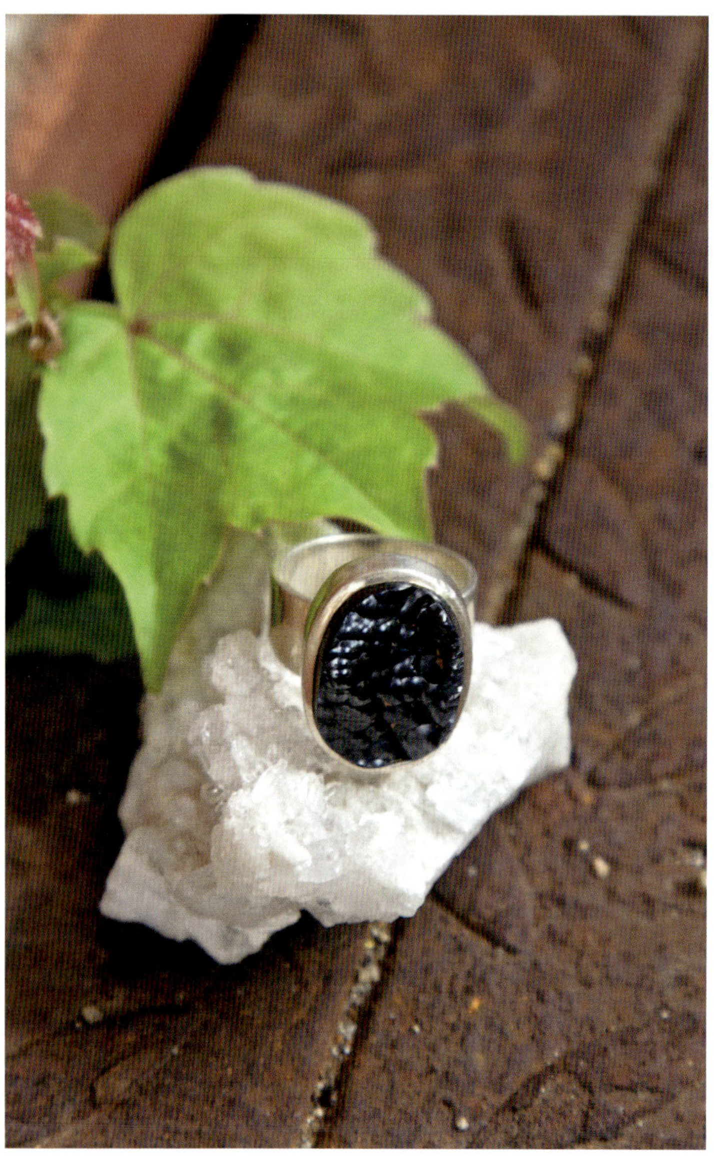

Abb. 14 Hämatit

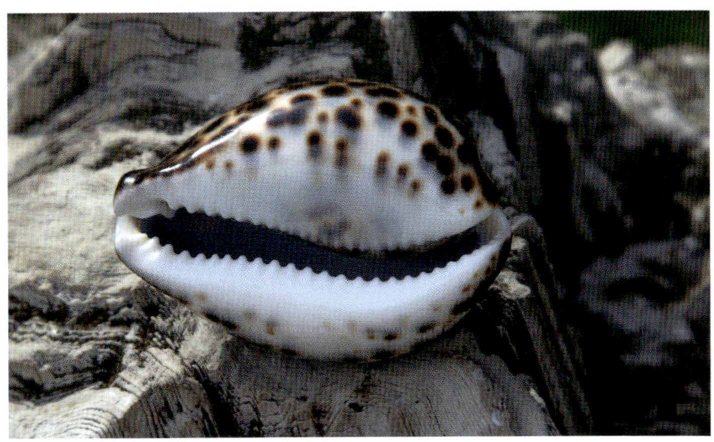

Abb. 15 Kaurischnecke
Als Amulette sehr beliebt gehörten Kaurischnecken zu den ersten Zahlungsmitteln. Sie spielten nicht nur, wie man vermuten würde, in Afrika eine wichtige Rolle, sondern können anhand archäologischer Funde aus der Frühzeit bis ins Mittelalter auch in Europa nachgewiesen werden.

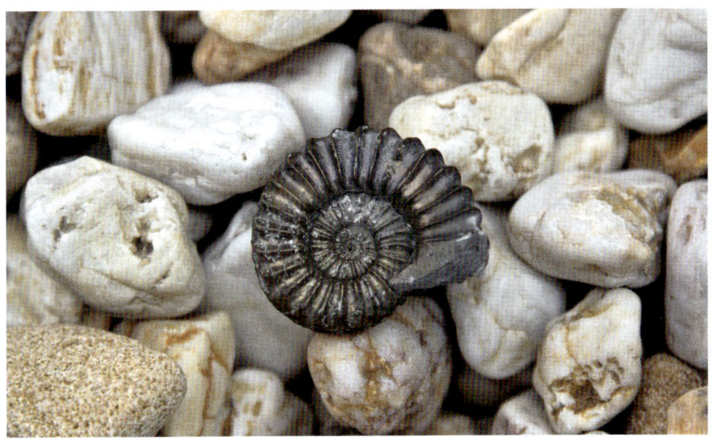

Abb. 16 Goldschnecke
Diese Spielart der versteinerten Ammoniten schimmert aufgrund eines hohen Pyritanteils golden.

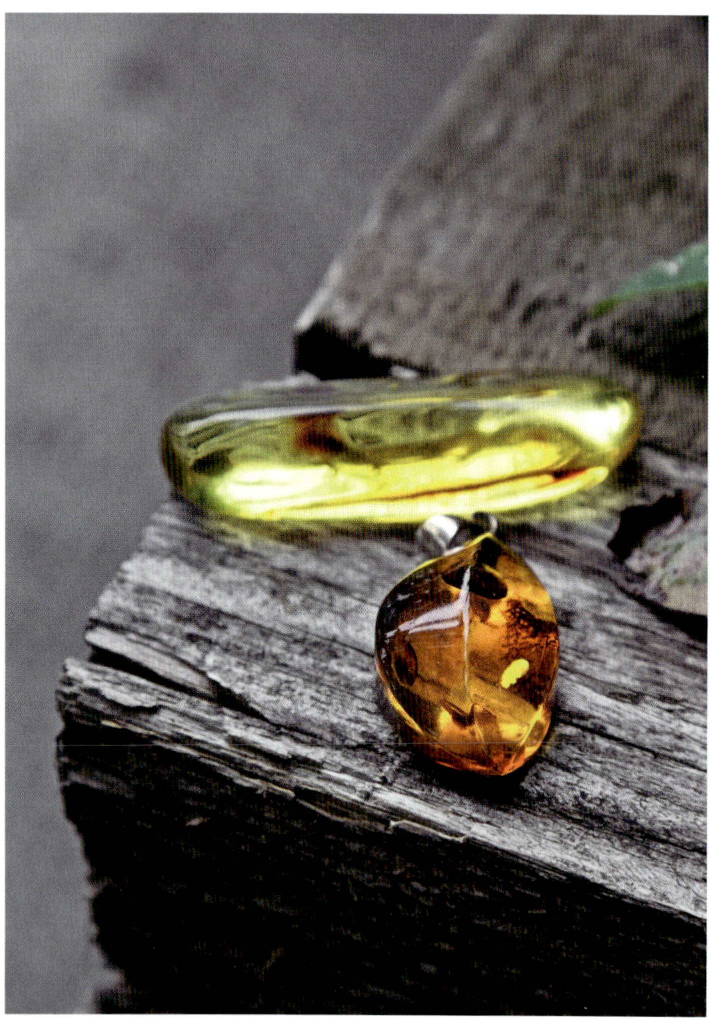

Abb. 17 Bernstein
Das Farbspektrum des Bernsteins reicht von zartem Hellgelb über Grünlich bis hin zu dunklen Brauntönen, er kann durchsichtig oder auch opak sein. Wenn man das »Gold des Nordens« vor Ort sucht, gibt es einen sicheren Trick, es zu identifizieren: Man klopft ganz leicht mit dem Stein an die Zähne. Im Gegensatz zu anderen fühlt sich Bernstein dabei weich an.

Geschwülste

Geschwulst, du Hundspfote,
Wurdest groß wie ein Apfel,
Vom Apfel wie eine Nuß,
Von der Nuß wie Bohne
Von der Bohne wie Erbse,
Von der Erbse wie Mohnkorn,
Vom Mohnkorn wie nichts.
So soll auch diese Geschwulst schwinden,
Wie schwindet
Der Schaum auf dem Wasser,
Der Tau auf dem Grase,
Das Wachs auf dem Feuer.[26]

Dieser Segen hat eine besondere Form, die darauf beruht, eine schrittweise Verkleinerung zu beschwören, welche schließlich zur Auflösung des Problems führt. Seine Form ist auch sehr inspirierend, wenn du eigene Sprüche erschaffen möchtest.

Die Sprüche unserer Vorfahren sind nie kompliziert, sie haben immer eine klare, unmissverständliche Sprache. Es findet keine Überhöhung statt à la »Vielleicht hätte ich gerne etwas Heilung, aber nur, wenn ich dabei mit meinen karmischen Aufgaben und Verflechtungen in Einklang bleibe und nicht gegen den großen Guru-Masterplan verstoße.«

Heilsprüche müssen eine klare Aussage treffen, wenn sie etwas bewirken sollen. Jede Einschränkung und jedes noch so kleine »Aber«, »Vielleicht« oder »Wenn« bricht und streut die Kraft.

Wie weiter oben bereits erwähnt bedeutet Glaube auch den Glauben daran, dass man ein Recht auf Heilung hat. Wer daran

26 Hampp, S. 37

zweifelt und im Grunde der Meinung ist, dieses Recht auf Heilung aufgrund von persönlicher Schlechtigkeit, Schuld, Karma, Sünden oder dergleichen verwirkt zu haben, der muss sich erst einmal um diese Baustelle kümmern, bevor er mit Heilsprüchen arbeitet. Denn die Sprüche können ihre Wirkung nur dann voll entfalten, wenn man sie auch voll spricht, nämlich voller Vertrauen und Zuversicht.

Gicht, Rheuma und ähnliche Schmerzen

Guten Abend, Fichte,
Nimm mir meine Gichte.
Rheumatismus und auch Reißen
soll aus meinem Körper weichen.[27]

Dieser Spruch stammt aus Brandenburg; sein Motiv lässt sich aber in allen Regionen finden, in denen Krankheiten besprochen werden: Man geht mit der Krankheit zu einem Baum (dem sogenannten Verwahrbaum) und übergibt sie ihm.

Zu den Verwahrbäumen zählt auch der Holunder:

Hollerbusch, ich rüttle dich,
Hollerbusch, ich schüttle dich,
Ich, N.N., rüttle und schüttle dich
meine siebundsiebzigerlei Gicht.

Das Rütteln und Schütteln erinnert an das Märchen, in dem Gold- und Pechmarie den Apfelbaum schütteln.

Die Sprüche, die Bäume als heilendes Gegenüber einbeziehen, sind relativ bekannt und leicht zu finden, was auf eine

27 Hampp, S. 87

ehedem große Verbreitung in der Bevölkerung schließen lässt. Sie wurden anscheinend nicht nur von Heilern verwendet, sondern waren Allgemeingut, mit dem man sich selbst zu helfen wusste.

Letztendlich spielen auch alle Sprüche, bei denen eine Krankheit in den Wald gejagt wird, auf den Glauben an Bäume als hilfreiche Mächte an:

Gicht, ich gebiete dir
aus dem Kopf und aus dem Hals,
aus dem Fleisch und aus dem Bein,
aus dem Blut und aus dem Mark,
in einen wüsten, wilden Wald,
wo weder Sonn noch Mond mehr scheinen tut.[28]

Diesen Spruch kann man nicht nur gegen die Gicht anwenden, sondern auch jede andere Krankheit als erstes Wort einsetzen und damit bannen, da sich der Spruch einmal durch den ganzen Körper arbeitet und auf kein spezielles Leiden zugeschnitten ist.

Kopfschmerzen

Kopfschmerz weiche,
Wirf dich auf eine Leiche
Und lass die Lebenden in Ruh.

Dieser Spruch bezieht die Verstorbenen mit ein, was uns auf den ersten Blick vielleicht ein wenig pietätlos vorkommt. Es ging bei diesen Sprüchen aber nicht darum, die Toten zu stören

28 Hampp, S. 92

oder mit Krankheiten zu überhäufen, sondern schlicht um die Analogie: So wie Tote dahinschwinden, soll auch die Krankheit schwinden. »Dem Toten schadet das nicht mehr, der ist schließlich tot«, bemerkte dazu einmal ein Heiler.

In Wehlau (Sachsen-Anhalt) waren Kopfschmerzen auch als »kleine Leute« bekannt, also eine Form der Krankheitsgeister, die man sich als Kobolde oder Würmer dachte. Asche galt als gutes Heilmittel gegen sie, besonders wenn man sie in den Raunächten gesammelt hatte. Aber auch mit dem folgenden Spruch konnte man sie besänftigen:

Ihr kleine Leut'
Ihr liebe Leut'
Alle die ihr seid!
Geht hinaus aus dem Haupt,
Geht hinaus aus Leib und Bein,
Geht hin zum Wasser, da liegt ein breiter Stein,
Da werdet ihr finden zu essen und zu trinken.[29]

Dieser Spruch wurde am Wasser aufgesagt, danach zog man dreimal mit einem Messer ein bannendes Kreuz ins Wasser und ging seiner Wege. Als moderne Variante kann man ein Waschbecken mit Wasser füllen und das Wasser ablassen, nachdem man die drei Kreuze hineingezogen hat. Das funktioniert ganz wunderbar.

Die kleinen Leute waren anderswo als »weiße« oder »kalte« Leute bekannt, weil sie die Betroffenen weiß, also bleich, und kalt, also kränklich und schwach machten. Diese Bannformel ist daher auch für alle Zustände geeignet, in denen man sich einfach generell unwohl fühlt und etwas blass um die Nase ist. Natürlich denkt man bei diesem Spruch auch daran, dass weiß

29 Frischbier, S. 75

die traditionelle Geisterfarbe ist und die »lieben Leut'« so etwas wie Krankheitsgeister darstellen, zumindest aber Geister, die gerade am falschen Platz sind und daher gebannt werden sollen.

Ein alter Zigeunerspruch gegen Kopfschmerzen lautet:

Schmerz, du Schmerz in meinem Kopf!
Mit dem Vater alles Schlechten
Sollst du Schmerz, verfluchter, rechten.
Zieh' jetzt weiter, sei so klug;
Mich gequält hast du genug!
Hier hast du nicht Sitz, noch Bleiben,
Will dich aus dem Kopf vertreiben!
Wo man dich gesäugt, dahin
Sollst zurück du Böser ziehn!
Wer betritt den Schatten mein,
Fahr in dessen Kopf hinein.[30]

Die Textzeile »Wo man dich gesäugt« ist eine klare Aufforderung nach dem Motto: Geh heim zu Mutti.

Dieser Spruch arbeitet aber noch mit einem zweiten Mittel, nämlich der Übertragung, was vermutlich ein späterer Zusatz ist. Der Spruch wird dadurch geschwächt. Der Kopfschmerz weiß nicht: Soll er nun nach Hause zu Mutti gehen oder per magischer Übertragung (also über den Schatten) einen anderen anfallen?

Die Technik der Übertragung ist nicht gerade die feine englische Art, wurde früher aber oft praktiziert, zum Beispiel, indem man eine Münze auslegte, auf die man die Krankheit zuvor übertrug, weil herumliegendes Geld schnell aufgehoben wird.

30 Von Wlislocki: *Volksglaube und religiöser Brauch der Zigeuner*, S. 61

In der Praxis ist das ein guter Spruch, allerdings kann man die letzten beiden Zeilen weglassen, weil sie mit dem modernen Magieverständnis nicht übereinstimmen und den Spruch doppeldeutig machen, was man in der Heilarbeit nicht gebrauchen kann.

Krebs

Uns allen ist klar, dass man gerade diese Krankheit nur mit äußerster Vorsicht thematisieren darf. Es sollen ja keine falschen Hoffnungen geweckt werden.

Trotzdem habe ich mich dafür entschieden, den folgenden Spruch wiederzugeben, damit man begleitend zur ärztlichen Behandlung neuen Mut schöpfen kann, denn auch beim Krebs spielt (wie bei allen Krankheiten) die Seele eine wichtige Rolle.

Ich möchte auf gar keinen Fall, dass irgendjemand seine Behandlung vernachlässigt, so ist das nicht gedacht. Aber wenn auch nur eine Person vielleicht gerade durch diesen alten Spruch neue Zuversicht schöpfen kann, hat er schon viel Gutes bewirkt.

So geh in das rote tiefe Meer hinein.
Dort ist ein Tisch.
Dort liegt drauf ein gebackener Fisch.
Iß und vergiß Menschenfleisch und -blut,
Tut keinem armen Menschen gut.[31]

Die Analogie dieses Spruches ist einfach: Der Krankheit wird statt des Menschen, an dem sie zehrt, ein schmackhafteres Mahl – in diesem Fall ein gebackener Fisch – angeboten und sie

31 Hampp, S. 98

soll ihre jetzige »Leibspeise«, nämlich die erkrankte Person, vergessen. Dieser Spruch kann auch bei allen anderen Krankheiten angewendet werden, die einen Menschen auszuzehren drohen.

Rose

Die Rose ist, wie schon gesagt, letztendlich eine Untergruppe des Brands, es gibt aber zahlreiche Sprüche, die speziell auf dieses Leiden zugeschnitten sind.

Die Rose und die Weide,
sie standen beide im Streite;
die Weide, die gewann,
die Rose, die verschwand.

Die Weide als Heilbaum, in den Krankheiten symbolisch oft gehängt wurden, wird hier zur Siegerin über die Rose. Dieser Spruch wurde auch für Flechten überliefert, dann setzte man einfach das Wort Flechte anstatt der Rose in den Spruch ein.

Drei Jungfrauen gingen übers Land,
Die eine pflückt das Laub,
Die andere pflückt das Gras,
Die dritte bricht die Rose.

Eine Variante dieses Spruches lautet:

Es gingen drei Jungfern auf grünen Wegen,
Die eine pflückt die Blumen ab,
Die andre pflückt die Lilien ab,
Die dritte trieb die Rose ab.

Diese poetischen Sprüche rufen ein klares inneres Bild hervor. Und auch unsere drei heiligen Frauen finden wir darin wieder.

Rose, du sollst nicht stechen,
Rose, du sollst nicht brechen,
Rose, du sollst nicht stehen,
Rose, du sollst vergehen.

Dieser Spruch ist relativ bekannt und gehört zu den häufig verwendeten Sprüchen gegen die Rose.

Im rothen Meere steht ein Stein,
darauf ein aufgemachtes, mit Baumwolle bedecktes Bett,
dort hast du rosiges, durchlöchertes Geschwür
deine Schlafstätte,
Schlafe und ruhe aus bis zum jüngsten Gerichte.[32]

Wir waren weiter oben bereits auf die überredende Form der Sprüche gestoßen, die im Gegensatz zum Befehl, der eher einem Rausschmiss gleicht, der Krankheit einen anderen Ort schmackhaft macht, an dem sie es viel schöner hätte. Hier wird der Rose ein »mit Baumwolle bedecktes Bett« als kuschelige Wohnstatt angeboten. Ein wenig Befehl steckt trotzdem in diesem Spruch, die Rose soll dort schlafen und ausruhen (also bloß nicht auf die Idee kommen, irgendwo herumzuwandern). Es handelt sich hier also um eine Mischform, einen sanften Zwang.

Das »rothe Meer« könnte man vermutlich psychologisch als Blut oder ein Symbol für Lebenskraft deuten. Ich denke aber eher, dass es einen biblischen Bezug hat und auf Moses anspielt, der das Rote Meer teilte. Es kann natürlich noch viel einfacher sein: Da das Rote Meer weit weg war, war die Krankheit dann

32 Hampp, S. 98

ebenfalls weit weg. Ganz genau werden wir es wohl nie wissen, denn dazu müsste man den Erfinder oder die Erfinderin dieses Spruches fragen können.

Die Rose und der Drache,
die zogen überm Bache.
Die Rose verschwand,
der Drache ertrank.[33]

Dieser Spruch stammt von einer Berliner Heilerin. Wie viele Volksheilerinnen führt sie das Ausbrechen der Rose ursächlich auf einen Schock oder eine besondere psychische Stresssituation zurück – daher der Drache. Er symbolisiert den Moment des Schreckens, der als Wurzel des Übels ebenfalls gebannt wird, damit die Rose nicht wiederkommt.

Die Sprüche gegen die Rose sind auch bei Herpes eine gute Wahl, besonders wenn man ihn über eine längere Zeit hat oder er in kurzen Abständen immer wieder auftritt.

Wer an Lippenherpes leidet, weiß, dass er meist in stressigen Zeiten entsteht oder durch eine Schrecksekunde (wie ein als eklig oder erschreckend empfundener Anblick) ausgelöst wird, was genau dieselbe Ursache ist, mit der sich Volksheilerinnen auch die Entstehung der Rose erklären.

Du kannst die Sprüche in diesem Fall genau so verwenden, wie sie sind, und musst das Wort Rose nicht durch Herpes ersetzen.

Auch bei anderen Hauterkrankungen kann man es mit diesen Sprüchen versuchen, wenn gerade nichts anderes zur Hand ist.

Gegen die Rose haben sich zudem viele traditionelle Empfehlungen erhalten. An sie soll kein Wasser herankommen, stattdessen soll man warme Auflagen mit trockenen (!) Kamillen-

33 Bühring, S. 96

blüten machen, die man zum Beispiel im Backofen oder auf der Heizung in einem nicht zu dicken Baumwolltuch (etwa einer Stoffwindel) anwärmt und dann sanft auflegt.

Schmerzen stillen

Die Wund ist geschehen,
jetzt und in der Stund,
dass sie nicht mehr blute,
nicht schmerze,
nicht eitre,
nicht schwäre,
bis die Mutter Gottes einen zweiten Sohn gebäre.

Die letzte Zeile »... bis die Mutter Gottes einen zweiten Sohn gebäre« bedeutet kurz gesagt: niemals. Es ist eine beliebte Abschlussformel für Segen, die einen Zustand ein für alle Mal beseitigen sollen.

In vielen Segen findet man das Wörtchen »nicht«, also die Verneinung. Das wird von manchen heute als befremdlich empfunden, schließlich gab es in spirituellen Kreisen irgendwann die neue Lehre: Du darfst nicht »nicht« sagen. Die Begründung: Das Gehirn nehme angeblich keine Verneinung wahr, dadurch bleibe im Unterbewussten der unerwünschte Zustand bestehen oder würde sogar verstärkt. Offensichtlich haben unsere Vorfahren das anders bewertet – und sind gut damit gefahren.

Man darf es mit solchen Grundsätzen nicht übertreiben, sondern muss die Dinge realistisch betrachten. Jeder kennt die ernüchternde Wirkung des Satzes »Das kannst du nicht.« Mir ist aber noch nie jemand begegnet, der diesen Satz – wie es nach der »Nicht-Theorie« ja der Fall sein müsste – als bestärkend empfunden hätte. Ganz im Gegenteil: Er zieht einen runter und entmutigt. Viele haben mit solchen Sätzen ein ganzes Leben lang zu kämpfen. Was deutlich zeigt, wie stark Verneinungen sein können. Das kleine Wörtchen »Nicht« hat schon seine Wirkung, es zieht Grenzen, im Schlechten wie im Guten.

Ich komm zu dir, du Wasserflut,
Ich bring dir meine Schmerzenswut,
Bring du sie in den tiefen Sand,
Führ du sie in ein fremdes Land.

Dieser Spruch wirkt natürlich am besten, wenn man ihn direkt an einem fließenden Gewässer spricht und dadurch die Energie des Wassers mit einbezieht.

Ist gerade kein fließendes Gewässer in der Nähe oder die Person, die man unterstützen möchte, kann keines aufsuchen, darf man den Spruch getrost mit dem inneren Bild eines fließenden Gewässers sprechen, das alle Schmerzen mitnimmt, oder eine Schale mit Wasser verwenden und das Wasser anschließend den Ausguss hinunterspülen. Auch eine Postkarte mit einem Fluss oder Wasserfall darf verwendet werden, wenn sich jemand kaum bewegen kann oder bettlägerig ist, da muss man einfach ein bisschen erfinderisch sein.

Wenn es ans Schmerznehmen geht, sind traditionell ausgerichtete Heiler oft sehr vorsichtig und arbeiten erst, wenn sich ein Arzt die Sache angeschaut hat und (nicht zuletzt aufgrund der Art der Schmerzen) eine Diagnose stellen konnte. Es wäre wenig hilfreich, würde man zum Beispiel bei einer Blinddarmentzündung die Schmerzen stillen, denn deren Ursache wird dadurch ja nicht beseitigt.

Schwindel

Ich brauche dich vor Schwindel.
Du wirst Winden,
vor Haut und Haar,
vor Fleisch und Blut,
vor Mark und Bein,
Sollst nicht mehr schwinde(l)n,
so wenig als der Stein.[34]

Das Wort »brauche« ist hier wie »schütze« zu verstehen. Und mit »schwinden« ist das Schwindelgefühl gemeint. Bei dieser Sympathiekur wird ein heilkräftiger Stein über die Stirn gehalten und anschließend an seinen Platz zurückgebracht.

Schwindel, Schwindel, Schwindel du plagest mich,
Schwindel, Schwindel, Schwindel ich jage dich,
Schwindel, Schwindel, Schwindel du sollst verschwinden.[35]

Das magische Moment an diesem Spruch ist die dreifache Ansprache; der Rest entspricht dann schon eher einer klaren Kampfansage.

Fleisch und Blut
Haut und Bein
Steht wie Stein.

Sprüche gegen den Schwindel wurden übrigens nicht nur für Heilbehandlungen gebraucht, sondern waren auch beliebt, um

34 Atkinson-Scarter, S. 91
35 Hampp, S. 78

sich schwindelfrei zu machen, wenn man im Gebirge oder in sonstigen Höhen unterwegs war.

Schwinden

Unter »Schwinden« versteht die Volksmedizin alle Erkrankungen, die mit einem merklichen Gewichtsverlust und einer allgemeinen Schwächung einhergehen. Der folgende Spruch dient der Kräftigung und kann auch mit anderen Sprüchen kombiniert werden.

Nimm zu am Bein,
Nimm zu am Fleisch!
Nimm zu am Geäder und Blut
So wahr der Mond am Himmel scheinen tut!

Dieser Spruch wurde vorzugsweise bei zunehmendem Mond gesprochen und nur dann ergibt er auch Sinn, denn der Mond fungiert dabei als sichtbares Symbol für den erwünschten Zustand.

Stress und Verwandtes

Unsere Vorfahren hatten gewiss auch einigen Stress, aber ihre Sorgen betrafen zuerst einmal die körperliche Gesundheit und existenzielle Gefahren für Leib und Leben. Trotzdem gibt es Sprüche gegen den Schreck, gegen Entsetzen (wie der gleich folgende) und ähnliche seelische Zustände, die man heute für erhöhte Stressbelastung und andere seelische Leiden verwenden kann.

Hebe dich weg, Entsetzen!
Es jagt dich der Mutter Hauch
und des Vaters Kraft
in ein graues Pferd,
ins Roggenstroh,
in einen vermodernden Stamm![36]

Dieser Spruch kommt aus Bosnien; und wie in vielen volksmagischen Traditionen wird darin das Entsetzen, also ein besonderes Stressmoment oder eine traumatische Situation, als Ursache der danach einsetzenden Erkrankung betrachtet.

Auch unsere Volksmagie vermutet neben dem bösen Blick oft Erschrecken als Ursache für Krankheiten. Das ist ein weltweit verbreitetes Motiv, das einem zum Beispiel auch in südamerikanischen Heiltraditionen begegnet. Bis heute hat sich bei uns der Glaube gehalten, dass man nach einem Schreck ausspucken sollte, um sich vor Krankheiten zu schützen.

Warzen

Was ich hier bespreche,
das vergehe,
womit ich es bespreche,
das bestehe.[37]

Ein zweiter Spruch lautet:

Was ich sehe, vergehe,
Was ich streiche, weiche.

36 Hampp, S. 95
37 Bühring, S. 97

Typisch ist auch die Behandlungsform: so viele Knoten in einen Faden machen, wie Warzen da sind, und ihn dann vergraben, damit er verrottet. Aber aufpassen, man muss einen Faden aus Naturfasern verwenden, sonst kann er nicht verrotten.

Mit Speck über die Warzen zu streichen und ihn anschließend vergraben hat sich auch gut bewährt. Mitunter heißt es, man solle den Speck auf einem Friedhof verbuddeln (auch hier wieder der Gedanke: So, wie Leichen verrotten, soll sich auch die Krankheit in nichts auflösen). Das ist zwar nicht zwingend notwendig und auch nicht jedermanns Sache, schaden kann es aber nichts.

Die alten Hausmittelchen gegen Warzen sind auch heute noch beliebt. Von einer Schulfreundin habe ich zum Beispiel gelernt, dass man die Warze bei Vollmond mit Urin beträufeln muss, damit sie verschwindet. Kein abwegiger Gedanke angesichts der Tatsache, dass mittlerweile viele Cremes den Bestandteil Urea – also etwas weniger elegant gesagt: Harnstoff – enthalten. Jedenfalls funktioniert es, hat keine Nebenwirkungen, tut nicht weh und kostet nichts.

Verrenkungen, Verstauchungen, Gelenkbeschwerden und dergleichen

Sankt Peter saß auf einem Stein
Und hatte ein böses Bein,
Fleisch und Fleisch, Blut und Blut,
Es wird in drei Tagen gut.

Dieser Spruch erinnert stark an den zweiten Merseburger Zauberspruch, nur mit Petrus anstelle von Wotan, welcher im Merseburger Zauberspruch die Blut-, Bein- und Gliederverrenkungen mit folgendem Spruch heilt:

Bein zu Bein, Blut zu Blut,
Glied zu Glied, wie wenn sie geleimt wären.

Diese Übereinstimmungen sind kein Zufall; hier hat sich eine uralte Form des magischen Spruchs mit dem neuen christlichen Glauben (Sankt Peter) vermischt.

Die Sprüche für Verrenkungen sind übrigens auch ausgezeichnet gegen Probleme mit den Gelenken geeignet und können sogar bei Rheuma zum Einsatz kommen. Das Bein im Spruch steht für *Ge*bein, der Spruch funktioniert also genauso wunderbar am Arm oder wo auch immer er gebraucht wird.

Es ist übrigens nicht ungewöhnlich, dass Heilsprüche für Leiden verwendet werden, für die sie ursprünglich gar nicht gedacht waren. Frühere Gebetsheiler kannten nicht selten nur ein oder zwei Sprüche, doch oft kamen die Menschen in ihrer Not auch mit anderen Beschwerden zu ihnen. Dann wurden die bereits bekannten Sprüche auch für dieses Leiden angewendet oder neue Sprüche erdacht. Was sollte man tun in der Not?

Einen relativ offenen Austausch zu diesen Themen, wie wir ihn heute kennen, gab es damals nicht. In der jüngeren Geschichte waren es vor allem die beiden Weltkriege, die zu einer Verbreitung des Spruchwissens führten. In die Armee eingezogene Heiler erkannten einander, wenn einer von ihnen einem verwundeten Kameraden mehr oder weniger heimlich das Blut stillte oder die Schmerzen nahm, sodass es danach oft zu einem Wissensaustausch kam. Ganz ähnlich war es auch unter Vertriebenen oder Flüchtlingen.

Verspannungen (Hartspann)

Hartspann von de Rübb!
Dat beste Pferd an de Krübb!
Helpt dat nich
Dann schad't uk nich![38]

Danach wurde dreimal kreuzförmig über die verspannte Stelle wie zum Beispiel die Schulter gepustet.

Ein weiterer Spruch aus dem norddeutschen Raum:

Ein Hirsch ohne lung
Ein Storg ohne Tung
Ein Tirteltaube ohne Gall
hartspann fal her af.

also:

Ein Hirsch ohne Lunge,
Ein Storch ohne Zunge,
Eine Turteltaube ohne Galle,
Hartspann, fall herab.

Der letzte Spruch gibt viele Rätsel auf und als moderne Kopfmenschen wollen wir am liebsten gleich drauflos analysieren, was wohl dahinterstecken könnte.

Aus eigener Erfahrung: Tu dir einen Gefallen und nimm an, was dir passend erscheint, aber analysiere es nicht zugrunde. Die alten Sprüche haben ein ganz eigenes Kraftfeld, und das verblasst in dem Maße, in dem man versucht, sie mit dem Kopf zu zerlegen.

38 Schmidt, S. 87, der folgende Spruch: S. 88

Einen sehr ähnlichen Spruch habe ich gegen das Fieber gefunden, in leicht abgewandelter Form:

Frösche ohne Lunge,
Störche ohne Zunge,
Fische ohne Galle,
Nehmet meine siebenundsiebzigerlei Fieber alle![39]

Die erste Variante stammt von der Insel Rügen, die zweite aus Werder in der Nähe von Berlin. Und sie wurden, wie man sieht, bei völlig unterschiedlichen Leiden verwendet. Speziell den zweiten Spruch kann man ohne Bedenken auf jede andere Erkrankung ummünzen.

Würmer

In der alten Heilkunde sind Würmer, wie schon beschrieben, keinesfalls nur reale Parasiten im menschlichen Körper, sondern Krankheitsgeister an sich. Heute würden wir sie als Energieräuber oder schlechte Schwingungen bezeichnen.

Es ackern drei Könige auf dem Feld.
Auf was ackern sie?
Sie ackern auf drei Würmerlein;
Der erste war weiß,
der zweite war gelb,
Der dritte war rot,
die drück ich mit meinen fünf Fingern tot.[40]

39 Frischbier, S. 54
40 Hampp, S. 67

In manchen Sprüchen (auch bei anderen Krankheiten) wird die komplette Farbpalette durchgearbeitet oder es werden ganz bestimmte Farben angesprochen, die mit der Krankheit in Verbindung standen. Der Gedanke dahinter: Nicht eine mögliche Form der Krankheit soll vergessen werden, damit sie kein Schlupfloch findet, um doch noch bleiben zu können.

Wurm und wurmin
da verbitt ich dir dem Mensch
sein fleisch sein blut
sein marck sein bein
das du sterbest und nimmer lebendig werdest.[41]

Bei Würmern hört der Spaß auf, da geht es in den Sprüchen auch mal etwas deutlicher zur Sache. Interessant an diesem Spruch ist die Ansprache von Wurm und Wurmin, die als Paar gedacht werden. Das macht Sinn: Zur Fortpflanzung sind beide Geschlechter notwendig, und damit spricht dieser Segen nicht nur das Vernichten der Würmer an, sondern indirekt auch ihre Vermehrung.

Zahnschmerzen

Zahnschmerzen bilden einen großen Bereich in der alten Volksheilkunde, und wir dürfen uns glücklich schätzen, die moderne Zahnmedizin in Anspruch nehmen zu können.

In einer alpenländischen Geschichte wird erzählt, wie ein Mann jammernd und schreiend am Boden liegt, weil er sich im Gebirge ein Bein gebrochen hat. Ihm begegnet ein Zwerg, der ihn fragt, warum er so schreit, woraufhin der Mann auf sein

41 Hampp, S. 69

Bein deutet. Der Zwerg antwortet ihm daraufhin ungerührt: »Ach, das ist es bloß! So, wie du schreist, dachte ich schon, du hättest Zahnschmerzen.«

Auch wenn es kaum jemanden gibt, der gern zum Zahnarzt geht, zeigt diese Geschichte, wie es früher stand, als die Schmerzen eines Knochenbruchs im Vergleich zu Zahnweh noch für harmlos gehalten wurden.

Die folgenden Sprüche erwähne ich nur aus historischen Gründen, wir alle wissen, dass man mit Zahnschmerzen schleunigst zum Arzt gehen sollte – oder besser noch: bevor überhaupt welche auftreten.

Sei uns willkommen helles Licht
Für die Zahn und für die Gicht
Benimm mir all meine Würmelein
Die mir verzehren mein Gebein.[42]

Ich grüße dich, du neues Licht
Mit deinen zwei Zacken!
Meine Zähne sollen nicht zwacken
Bis daß du wirst haben drei Zacken.[43]

Die Mehrzahl der gefundenen Sprüche in Sachen Zahnschmerzen heißt das Licht willkommen, also den neuen Tag, was darauf schließen lässt, dass die Sprüche zu Sonnenaufgang gesprochen wurden.

42 Schmidt, S. 105
43 Frischbier, S. 100

Kraftpflanzen

Es gibt Hunderte und Tausende von Pflanzen, mit denen wir uns verbünden können, um Heilungsprozesse anzustoßen. Für dieses Kapitel musste ich eine Auswahl treffen und damit fängt es auch schon an, denn was genau ist eine einheimische Pflanze? Pflanzen können zwar selbst nicht wandern, scheinen aber gerne den Menschen für diese Aufgabe einzuspannen. Die Medizin der Klostergärten kannte viele mediterrane Gewächse, die damals exotisch waren, heute aber fest zum Inventar einer Kräuterhexe gehören. Ich habe mich daher an die heute gebräuchlichen und seit Jahrhunderten etablierten Gewächse gehalten.

Viele der Pflanzen sind gut bekannt, und das war mir wichtig: Man bekommt sie ohne Probleme oder kann sie selbst anbauen beziehungsweise pflücken. Denn was nutzen ausgefallene Gewächse, wenn kaum jemand in den Genuss kommt, praktisch damit arbeiten zu können? Mir war in der Auswahl ein solides »Best of« wichtiger als eine Raritätenschau.

Viele Bücher sprechen von Inhaltsstoffen, wenn es um die heilende Arbeit mit Pflanzen geht, und sie machen damit einen guten Job, denn das ist ein wichtiger Bereich ihrer Heilwirkungen. Aber Pflanzen haben nicht nur einen Körper, der bestimmte Wirkstoffe enthält. Sie haben auch eine Seele, einen Spirit, den man ansprechen kann. Das geht Hand in Hand.

In alten Überlieferungen spürt man dieses Wissen noch. Dort werden Pflanzen zum Beispiel als heilende Amulette getragen, was eindeutig auf den Geist der Pflanze abzielt, da es weder eine innere (wie ein Tee) noch eine äußere (wie eine Heilsalbe) Anwendung darstellt, sondern das ganze Energiefeld der erkrankten Person in Harmonie bringen soll. Wir würden sagen: Die Energie der Pflanze wird in die Aura des Patienten eingespeist.

Mit Pflanzen wurde geräuchert, sie waren aber auch beliebte Badezusätze, besonders während der traditionellen Frühlingskuren unter der Aufsicht eines Baders oder einer Baderin, bei denen man den Winter und die damit einhergehenden schlechten Säfte aus dem Körper vertreiben wollte, um sich wie die Natur im Frühling zu erneuern.

Wir denken heute im Allgemeinen: Pflanze A hat die Inhaltsstoffe 1, 2 und 3 und wirkt deshalb gegen die Leiden a, b und c. So aber funktioniert die spirituelle Heilkunde nicht, denn es kommt dabei auch auf die persönliche Verbindung zu einer Pflanze an. Zu manchen Pflanzen hat man einen Draht, zu anderen nicht. Bildlich ausgedrückt haben einige Pflanzen eine ähnliche Temperatur wie man selbst. (Statt Temperatur kannst du auch sagen: Schwingung, Farbe, Ausstrahlung – je nachdem, auf welchem Wahrnehmungskanal du das persönlich spürst.) Ist man durch Stress oder Krankheit aus der Balance gekommen, erinnern diese Pflanzen den Körper daran, wie er sich anfühlt, wenn er in Harmonie mit sich ist.

Ich habe in die folgenden Pflanzenbeschreibungen auch die energetische und magische Kraft der Pflanzen einfließen lassen und sehe das als Anregung, sich tiefer gehend damit zu befassen.

Die Beziehung zu den heilenden Pflanzen sollte auf Liebe beruhen. Das heißt nicht, dass man sämtliche Erkenntnisse über ihre biochemischen Heilwirkungen außer Acht lassen sollte, aber sie sind nicht alles. Wenn ich die spirituellen Wirkungen der Pflanze beschreibe, ist das als Inspiration zu verstehen; es ist meine Sichtweise, deine kann eine ganz andere sein. Ich möchte niemandem vorschreiben, wie eine Pflanze zu empfinden ist, es soll eine Art Einstieg sein, den du selbst weiterspinnen kannst.

Der Körper signalisiert genau, was er haben will, man muss nur gut auf ihn achten. Würden die Leute bloß mal auf die Vitaminpillen verzichten und stattdessen auf ihren Appetit hören, würde ihr Körper genau das bekommen, was er braucht. Der gesunde Appetit ist etwas absolut Instinktives; wir trauen uns bloß viel zu selten, auf unseren Instinkt oder die animalische Natur, wie es die alten Heiler nannten, zu hören. Ähnlich ist es mit den Heilpflanzen, weshalb man sich bei der Auswahl zuerst fragen sollte: »Auf welche Pflanze habe ich Appetit?«, und das auch im übertragenen Sinne, zum Beispiel, wenn man ein heilendes Bad nehmen oder ein Körperöl herstellen will.

Danach können immer noch schlaue Bücher und Tabellen gewälzt werden, aber erst einmal sollte man sein Gefühl befragen.

Es ist nicht so, dass man Pflanzen streng nach Schema F bestimmten Problemen zuordnen könnte. Nur wenn man das Gefühl befragt, befreit man seinen Instinkt beziehungsweise den Zugang zu ihm, denn er ist an sich immer da und spürt, was wirklich gut für einen ist. Anders gesagt: Man lernt wieder wie ein Tier zu spüren, welches Blättchen einem guttut und welches nicht. Das ist nichts, was der Kopf alleine machen kann, da muss das Gespür ran und auch etwas Erfahrung.

So etwas fällt nicht vom Himmel, es will (wieder) erlernt werden. Wer keine Erfahrungswerte hat, kann nicht vergleichen. Man kann noch so lange beschreiben, wie eine Pflanze riecht, schmeckt oder wirkt; wer sie nicht selbst erlebt hat, kann es nicht nachempfinden.

Wir werden in Sachen Heilung mit so vielen angeblichen Wahrheiten, Studien und Statistiken bombardiert, dass uns das Natürlichste von allem mittlerweile richtig schwerfällt: einfach mal in sich hineinzuspüren und das aufgeregte Geplapper des

Gesundheitsmarktes außen vor zu lassen, um die Wahrheit in uns selbst zu finden. Das erfordert ein Umdenken: nicht nur den Kopf mit Daten füttern, sondern den Instinkt zu Wort kommen lassen, das Gespür, unser natürliches Gefühl für das, was mir guttut oder nicht.

Auch vermeintlich »gute« Sachen müssen einem nicht zu jeder Zeit guttun. Vielleicht hast du das auch schon erlebt? Wenn man eine Zeit lang mit einer Pflanze arbeitet und zum Beispiel ihren Tee trinkt, kommt irgendwann der Punkt, an dem man merkt: Eigentlich habe ich gar keine Lust mehr darauf, das fühlt sich abgestanden an. Diese Dinge ernst zu nehmen und zu erkennen, wie dein Körper zu dir spricht, ist eine wichtige Aufgabe.

Wir behandeln unseren Körper oft wie einen Fremden oder schlimmer noch: wie jemanden, der keine Ahnung hat, der bloß dumme Materie ist, die zum Glück von einem klugen, strahlenden Geist regiert wird. Natürlich spricht der Körper körperlich zu uns. Es gäbe keinen einzigen Fall von Burn-out, wenn es üblich wäre, dem Körper zuzuhören. Für Ignoranz und Größenwahn (und nichts anderes ist die Vorstellung, irgendjemand könnte unbegrenzt belastbar sein) gibt es irgendwann die Quittung.

Ein häufiges Missverständnis in Sachen Kräuterkunde möchte ich hier kurz ansprechen: Noch immer denken einige »Viel hilft viel« oder meinen, dass man von Kräutern jede Menge nehmen müsste, weil sie a) nicht so stark wären oder b) die reine Natur sind und daher nicht schaden können. Etwas mehr Respekt bitte! Auch Kräuter haben ganz reale Wirkungen und können daher – wie alles, was wirkt – auch Nebenwirkungen haben. Besonders Schwangere, Diabetiker und alle anderen, die körperlich in einer besonderen Situation sind, sollten sich bei einem Arzt oder Heilpraktiker mit entsprechenden Fachkenntnissen schlau machen, welche Kräuter sie anwenden können.

Falls du einen Arzt befragst, finde erst einmal heraus, wie viel er über Heilpflanzen weiß. Dann ergeht es dir nicht wie einem Bekannten von mir, der seinen Arzt fragte, ob er anstelle der Beruhigungstabletten nicht auch mit Baldrian etwas für seine Entspannung tun könne, und als Antwort zu hören bekam: »Baldrian bringt nichts, das wirkt nur bei Frauen und Katzen.« Apothekerinnen sind manchmal die besseren Ansprechpartner, auch wenn es um die Wirkungen und Wechselwirkungen von Pflanzen und Medikamenten geht.

Ich persönlich arbeite mit Kräutern oft als Impulsgeber. Das heißt, ich betrachte sie nicht als Heilmittel, im Sinne von: Diese Substanz bringt den Körper wieder in Ordnung, sondern im Sinn von: Sie geben dem Körper den Impuls, sich selbst wieder in Ordnung zu bringen. Meist liegt man da irgendwo in der Mitte, und die Pflanze heilt ganz konkret durch ihre Wirkstoffe, die den Körper wieder auf Kurs bringen, während sie ihn auch mobilisiert, sich selbst zu helfen.

Im Folgenden stelle ich wichtige Heilpflanzen und einige ihrer möglichen Anwendungsbereiche vor. Dabei streue ich bewusst auch ganz normale Küchenrezepte ein, in denen die magischen Pflanzen eine Hauptrolle spielen, weil für unsere Vorfahren Küche und Medizin keine getrennten Bereiche waren, man denke nur an die Bücher von Hildegard von Bingen. Ich habe bewusst »Soulfood« und keine Gesundheitsrezepte (was auch immer gerade wieder als »gesund« gepriesen wird) verwendet, denn in Maßen tut Genuss einfach gut und bringt Leib und Seele zusammen. Wie schon Goethe sagte: »Kein Genuss ist vorübergehend, denn der Eindruck, den er zurücklässt, ist bleibend.«

Im zweiten Teil dieses Kapitels stelle ich dann die gängigsten Zubereitungsmethoden von Pflanzen im Einzelnen vor.

Ein wichtiger Hinweis noch: Pflanzen, die in der folgenden Aufstellung mit diesem Icon versehen sind, sollten in der Schwangerschaft nicht innerlich angewendet werden.

Angelika/Engelwurz
(Angelica archangelica)

Die Engelwurz ist eine durch und durch lichtvolle Heilpflanze, was sich auch daran zeigt, dass sie lichtempfindlich macht, wenn man sie einnimmt. Ähnlich wie beim Johanniskraut sollte man daher auf Sonnenbäder verzichten und auf einen guten Sonnenschutz achten, wenn man sie verwendet.

Angelika findet man vor allem in Kräuterlikören, sie wurde aber auch kandiert als Süßigkeit gegessen.

Bei uns ist die Engelwurz fast ein bisschen in Vergessenheit geraten, man findet sie öfter als Räuchermittel denn als Heilpflanze. Anderswo wird sie immer noch hoch- und in Ehren gehalten.

Während der Arbeit an diesem Buch verschlug es mich nach Island, wo man Angelika überall als Tee, in Kapseln, Säften und sogar in Hautpflegeprodukten findet. Sie soll Gedächtnisproblemen vorbeugen, Herz und Kreislauf harmonisieren, Entzündungen beschwichtigen, Erkältungen und Bronchitis bekämpfen, Bakterien und Pilze in die Schranken weisen, den Magen beruhigen und gegen Reisekrankheit vorbeugen, die Haut beleben und Ekzeme sowie Schuppenflechte lindern, Kopfschmerzen, Rheuma und Gelenkerkrankungen eindämmen. Nachdem ich all diese Empfehlungen gelesen hatte, fragte ich mich, gegen welche Krankheit die Angelika eigentlich nicht helfen würde, sogar schwere Krankheiten wurden genannt. Die Isländer meinten: Was unsere Wikingervorfahren über bitterkalte Winter gebracht hat, das weckt auch noch heute die Urkraft im Menschen.

Auf Island wächst die Pflanze an jeder Ecke, und das ist ein wertvoller Hinweis: Interessier dich bewusst dafür, welche Pflanzen in deiner Nähe wachsen (auch wenn du in der Stadt wohnst) und welche heilende Wirkungen sie haben. Oft kann man anhand der vorhandenen Pflanzen bereits viel über den Ort und seine Energie aussagen.

Auch bei uns wird Angelika gegen Erkältungen empfohlen, besonders bei hartnäckigem Husten. Sie löst ihn, stärkt gleichzeitig aber auch das Immunsystem und bekämpft damit die tiefer liegenden Ursachen der Infektion. Die Stängel der Angelika wurden früher zu einem Kreuzchen und dann um die Brust gebunden, als sogenanntes Brustkreuz, um Erkältungen zu bannen.

Angelika ist zudem ein bewährtes Magenmittel, wobei man sie sanft dosieren sollte, denn sie hat ordentlich Power. Trinke den Tee schluckweise und spüre in dich hinein, wie es sich anfühlt. Höre nicht blind auf Empfehlungen; vieles ist eine Sache der individuellen Verträglichkeit. (Schwarzer Tee und Kaffee bekommen auch nicht jedem.)

Angelika ist eine geschätzte Wurzel gegen angehexte Krankheiten, wobei speziell angezauberte Impotenz im Visier der alten Volksheilerinnen stand. Dieses Problem ergibt sich heute seltener, wobei man als Hexe auch heute noch Anfragen von Frauen erhält, die sich wünschten, dass ihr Partner nur bei ihnen und nicht bei anderen Damen zur Höchstform aufläuft. So ganz vom Tisch ist dieses Thema also auch im 21. Jahrhundert nicht, was zeigt, dass manche Wünsche wohl zeitlos sind.

Emotional ist Angelika eine ausgesprochen kräftigende Pflanze. Wann immer man das Licht am Ende des Tunnels nicht sieht, kann man mit ihr arbeiten, sei es als Tee oder in einem Kräutersäckchen, das man bei sich trägt. In belastenden, schwierigen Situationen, in denen man sich einer »dunklen« Übermacht gegenübersieht – egal ob Chef oder Schwiegermutter –, leistet Engelwurz beste Dienste. Sie ist eine kraftvolle Pflanze, die das Licht verkörpert, aber eben auch Stärke.

Schutzsäckchen

Dieses Schutzsäckchen wirkt auf der spirituellen Ebene und kann in jeder (auch gesundheitlich) schwierigen Situation benutzt werden, zum Beispiel als Begleiter auf dem Weg zum Arzt oder ins Krankenhaus.

Du brauchst:

schwarzen Stoff (nichts Synthetisches)
rotes Band
Angelikawurzel
Johanniskraut
Eiche (Rinde, Blätter – was du bekommst)
ein Stückchen Koralle oder einen anderen roten Stein

Lege die Zutaten auf den kreisförmig ausgeschnittenen schwarzen Stoff. Wenn dir schwarz nicht angenehm ist, kannst du auch eine andere Stofffarbe (zum Beispiel violett oder dunkelrot) wählen; ich empfehle schwarz, weil es eine klassische Schutzfarbe ist.

Angelikawurzeln und das Johanniskraut geben Schutz, Licht und Kraft, die Eiche bringt Standhaftigkeit in den Stürmen des Lebens dazu. Der rote Stein oder die Koralle stärken die Lebenskraft und den Durchhaltewillen. Betrachte sie in Ruhe, du kannst dazu meditieren oder ein Gebet beziehungsweise deine Ziele darüber sprechen. Auch Worte sind Zutaten.

Verschnüre das Säckchen danach mit dem roten Faden und mache drei Knoten. Trage es bei dir oder lege es in deine Nähe, wenn du es nicht bei dir tragen kannst.

Anis
(Pimpinella anisum)

Anis ist vor allem als Mittel gegen Bauchschmerzen bekannt, seien es Völlegefühl und Unwohlsein bei Erwachsenen oder Bauchgrimmen bei den lieben Kleinen. Er wirkt ausgleichend auf den gesamten Verdauungstrakt, entgiftet den Körper und wirkt entspannend. Über die Muttermilch kann er bei Babys Verdauungsbeschwerden lindern. Dafür trinkt die stillende Mutter einfach den Tee. Generell wurde Anis frisch gebackenen Müttern, aber auch schon Schwangeren empfohlen, um den Körper zu harmonisieren.

Bei Erkältungen hilft Anis, Verschleimungen abfließen zu lassen, damit man wieder durchatmen kann. Er ist ein erstklassiges Tonikum, das neue Kräfte wachsen lässt, und im Gegensatz zu vielen bitteren oder krautig-herben Pflanzen in diesem Bereich auch noch ausgesprochen aromatisch. Anis gibt in dunklen Zeiten inneres Licht und gilt als Pflanze, die die Hellsicht fördert. Er schützt außerdem, wie fast alle aromatischen Pflanzen, vor dem bösen Blick und Albträumen. Zudem ist Anis ein altes Aphrodisiakum.

Gebackene Kringel mit viel Anis waren in Norddeutschland eine beliebte Opferspeise im Frühjahr und im Herbst, also zum Beginn und Ende der landwirtschaftlichen Arbeit. Mit Anisgetränken lockten die Frauen ihre Männer hinter dem Ofen hervor. Alles in allem ist Anis also eine Pflanze der Lebensfreude, harmonisierend, besänftigend und lichtbringend und gehört damit fest in jede Kräuterhexenapotheke.

Anis hat einen fröhlichen, leichten und beschwingten Pflanzengeist, süß, lieblich und zugewandt. Diese Kraft wird oft gering geschätzt, doch wer nicht genießt, wird bekanntlich ungenießbar. Was nutzt es, 60 Stunden die Woche zu arbeiten und ein dickes Auto zu fahren, wenn man abends nur noch müde ins Bett fällt und nichts vom hart verdienten Geld hat? Genießen, sich berühren lassen, weich werden und das Schöne für sich entdecken sind wichtige Stichworte dieser Pflanze.

Aphrodisische Aniskringel

Natürlich kannst du diese Kringel auch ohne jeden Hintergedanken servieren oder sie als Opfergabe verwenden.

Du brauchst:

250 g Butter
250 g Zucker
1 Päckchen Vanillezucker oder gemahlene Vanille nach Geschmack
4 Eier
500 g Mehl
100 g gemahlene Haselnüsse
2 Esslöffel gemahlenen Anis

Erwärme die Butter sanft (nicht zu heiß, sonst gerinnt das Ei, das gleich noch dazukommt) und verrühre sie mit dem Zucker und dem Vanillezucker oder der Vanille. Gib danach zwei der vier Eier hinein und rühre weiter, bis alles eine einheitliche Masse ergibt. Nimm dann ein Sieb und siebe das Mehl schrittweise hinein, immer abwechselnd sieben und rühren, sieben und rühren, bis das Mehl komplett verteilt ist. Knete danach die gemahlenen Haselnüsse und den gemahlenen Anis hinein und stelle den Teig mindestens eine Stunde im Kühlschrank kalt. (Diesen Schritt darfst du nicht überspringen, sonst zerfällt der Teig.) Du kannst die Kringel auch am Vortag vorbereiten und den Teig über Nacht im Kühlschrank lassen.

Bevor du nun loslegst, kannst du den Ofen schon mal auf

180 – 200° vorheizen. Wer eine Spritztülle hat, kann den Teig in Kringelform auf ein Blech mit Backpapier spritzen. Ich forme ihn einfach von Hand in kleine Röllchen, die ich zu Kringeln biege. Trenne die beiden verbliebenen Eier und verquirle die Eigelbe mit ein paar Tropfen Zuckerwasser, das sorgt für eine schöne Farbe. Bestreiche die Plätzchen damit und backe sie eine Viertelstunde, dabei die Kringel im Blick behalten und zwischendurch testen, ob sie schon fertig sind. (Jeder Ofen ist ein bisschen anders.) Du kannst die verquirlten Eigelbe zum Bestreichen auch weglassen, sie sind die Kür und nicht die Pflicht.

Anisschnaps

Natürlich kann man auch einen Ouzo kaufen, aber die meisten Kräuterhexen machen am liebsten alles selbst, und dafür gibt es folgendes Rezept: Für einen Anisschnaps, den man auch als Aromaträger zum Kochen und Backen verwenden kann, braucht man lediglich einen Liter guten neutralen Schnaps (wie Korn oder Wodka), etwa 200 – 250 g Anisssamen (je nach gewünschter Intensität) und ein sauberes Gefäß, das sich luftdicht verschließen lässt.

Die Samen werden im Mörser leicht angestoßen. (Verwende keine Küchenmaschine, weil sie zu viele ätherische Öle freisetzt, und die willst du nicht an der Maschine, sondern im Schnaps haben.) Danach gibst du die angestoßenen Anissamen in den Schnaps, verschließt das Gefäß gut und lässt es einen Monat lang warm stehen, zum Beispiel auf dem Fensterbrett. Immer mal schütteln, wenn du daran vorbeigehst. Anschließend werden die Samen abgeseiht und dein Anisschnaps ist fertig.

Baldrian

(Valeriana officinalis)

Mit dem Baldrian treffen wir auf unsere erste »officinalis«-Pflanze. Der Zusatz »officinalis« in einem Pflanzennamen bedeutet, dass die Pflanze in einer Offizin zu haben war, dem Vorläufer unserer heutigen Apotheken. Ab dem Mittelalter siedelten sich die vorher meist fahrenden Kräuterhändler oft in den Städten an und eröffneten dort ihre Offizine. Die »officinalis«-Pflanzen sind also die Kräuter, die in der Apotheke vorrätig waren.

In den Alpen haben fahrende Kräuterhändler gerne zu ihren Kunden gesagt: »Der Tag hör auf, der Tag fang an, mit einer Prise Baldrian.« Für den täglichen Gebrauch würde ich ihn allerdings nicht empfehlen; er ist eher eine Pflanze für Krisenzeiten und kann auch als kleine Kur verwendet werden, aber nicht ununterbrochen über einen längeren Zeitraum. Bei Dauerspannung muss man schon etwas an seinem Leben ändern, das kann keine Pflanze ständig auffangen. Baldrian hilft gegen Ängste und Schlafstörungen, er gehört zu den kraftvollsten Nervenkräutern und ist für Prüfungssituationen ideal. Auch bei Kopfschmerzen, Menstruationsschmerzen und Migräne ist er eine gute Unterstützung.

Aufgrund der entspannenden Wirkung wurde Baldrian auch als Aphrodisiakum geschätzt. (Nur wer entspannt ist, hat überhaupt den Kopf frei für die Liebe.) Baldrian kann wie eine sanfte Bremse wirken, die die Alltagsspannung abbaut und einen wieder in einen entspannten Normalzustand zurückholt. Magisch gilt Baldrian als Pflanze gegen das Böse, sein starkes Aroma vertreibt alles, was nicht wohlgesonnen ist.

Migränekombi

Wenn es um Migräne geht, arbeiten Baldrian und Lavendel ausgezeichnet zusammen. Nimm dafür Baldriantabletten nach Packungsanweisung oder bereite dir eine Tasse Baldriantee zu, also einen Teelöffel (TL) Baldrianwurzel auf eine Tasse; 10 Minuten ziehen lassen und dann in kleinen Schlucken möglichst warm trinken.

Nachdem du den Tee oder die Tabletten zu dir genommen hast, träufele Lavendelöl auf ein Taschentuch und suche dir einen ruhigen, abgedunkelten Ort. Atme den Lavendelduft so lange tief ein, wie es dir angenehm ist.

Solltest du während der Migräne unter Übelkeit leiden, kannst du auch noch einen Tropfen Minzöl dazugeben.

Diese Kombination zaubert die Migräne nicht weg, sie verkürzt aber in jedem Fall ihre Dauer und lindert die Schwere des Anfalls.

Basilikum
(Ocimum basilicum)

Basilikum gilt in allen Kulturen, in denen das Kraut bekannt ist, als Glückspflanze, die Negatives fernhält und alles Gute verstärkt. Da es bei uns aber vorwiegend als Gewürzpflanze verwendet wird, ist vielen gar nicht so bewusst, dass Basilikum noch ein bisschen mehr kann, als Tomatensaucen und Pizzen aufzupeppen.

Basilikum wirkt entspannend und sanft aphrodisierend; es kann bei leichten depressiven Verstimmungen eingesetzt werden, um die Stimmung zu heben und die Lebensgeister zu wecken.

Zudem unterstützt es die Verdauung und beseitigt allgemeines Unwohlsein, das man nicht richtig lokalisieren kann, ist also tonisierend und kräftigend und auch bei Übelkeit sowie gegen die Reisekrankheit eine gute Wahl.

Magisch wird Basilikum im Liebeszauber und für das Glück an sich verwendet. Es findet sich in vielen Kerzenzaubern, aber auch in magischen Wässern, als Putzzusatz und Kräutersträußchen in der Volksmagie wieder.

Aromatisches Öl aus frischem Basilikum

Basilikumöl schmeckt am besten, wenn man es mit frischem Basilikum zubereitet. Um zu verhindern, dass die wasserhaltige Pflanze im Öl zu schimmeln beginnt, muss das Gefäß warm stehen und darf nicht luftdicht verschlossen sein. Der Hals des Gefäßes muss etwas weiter sein, ideal sind Einmachgläser, über die man ein sauberes Küchenhandtuch oder ein feines Sieb legt.

Fülle das Gefäß etwa zu einem Viertel mit frischem Basilikum und gieße den Rest mit einem Pflanzenöl deiner Wahl auf. Verschließe das Gefäß luftig mit dem Küchenhandtuch oder dem Sieb. Es muss nun an einer warmen Stelle stehen; sobald sich Schlieren zeigen, steht es zu kalt und muss angewärmt werden, bis das Öl wieder klar ist (ein Föhn oder die Heizung leisten hier gute Dienste).

Nach etwa zwei Wochen kannst du das Öl abseihen und in luftdichte Gefäße abfüllen. Du hast jetzt ein stark aromatisches Basilikumöl, wie man es aus getrockneten Kräutern nie erhalten würde. Es kann in der Küche, aber natürlich auch magisch verwendet werden.

Beifuß

(Artemisia vulgaris)

Beifuß ist vor allem als verdauungsfördernde Pflanze bekannt, die man für die Weihnachtsgans verwendet. Seine Bitterstoffe harmonisieren den Körper und fördern den weiblichen Zyklus, weshalb Beifuß zu den Kräutern gehört, die Schwangere meiden sollten.

Für unsere Vorfahren konnte Beifuß aber noch ein bisschen mehr, nämlich Krankheitsgeister – als Würmer und kleine Schlangen gedacht – aus dem Körper vertreiben. Nebenbei gesagt: Mit der Hilfe dieses Krautes soll Gott Odin den Lindwurm überwunden haben.

Beifuß wurde aber auch in Orakeln und Befragungen der Geister benutzt, um Dinge von ihnen zu erfahren und sie gewissermaßen zu zwingen, mit den gewünschten Informationen herauszurücken. Beifuß hielt »Würmer« aller Art in Schach; wie das Johanniskraut wurde auch er gerne zur Sommersonnenwende gepflückt und als vorbeugender Zauber in Sonnenwendkränzen zum Abstreifen von Krankheiten benutzt. Darüber hinaus sollte er vor Blitzschlag und Behexung schützen; zu diesem Zweck wurde er im Haus aufgehängt und auch gerne in Zaubern als schützende Zutat verwendet.

In dieser Pflanze, deren Aroma streng und krautig ist, sitzt eine alte, weise Energie, die nicht viel Chichi duldet, sondern sich auf das Wesentliche konzentriert. Allerdings hat Beifuß neben seiner starken spirituellen Ader traditionell auch eine Verbindung zur Liebe und dem Liebeszauber: Er sollte Partner anziehen, und wurde gerne von Witwen bei sich getragen, die eine zweite Ehe schließen wollten.

Körperlich wirkt Beifuß allgemein harmonisierend und stärkend. Falsch ist das Bild vom wurmvertreibenden Mittel also nicht, man muss es nur richtig einordnen können. Eine kleine

Kur mit Beifuß, ein bis zwei Wochen eine Tasse Tee am Tag (1 TL getrocknetes Kraut, 10 Minuten ziehen lassen) kann in abgespannten Phasen Wunder wirken.

Der magische Beifußgürtel

Für einen Beifußgürtel, den man idealerweise am Johannistag oder kurz davor zur Sommersonnenwende anfertigt, braucht man roten Stoff und frischen Beifuß. Da man ihn anschließend verbrennt oder einem fließenden Gewässer übergibt, muss der Gürtel kein Musterbeispiel der Handarbeitskunst werden, das kann wirklich jeder.

Schneide einen Stoffstreifen, der etwa 10 cm breit und lang genug ist, damit du, wenn du ihn zu einem Kreis legst, mit dem ganzen Körper bequem hindurchpasst. Denke an einen engen Hula-Hoop-Reifen und gib ein paar Zentimeter für den Knoten dazu.

Lege den frischen Beifuß in die Mitte deines Stoffstreifens, nicht zu viel und nicht zu wenig. Rolle dann den Stoff fest um den Beifuß herum, es muss in der Breite genug Stoff sein (oder weniger Beifuß), damit er gut verpackt ist. Zusätzlich kannst du den Gürtel mit Heftstichen oder etwas herumgeschlungenem Band fixieren.

Verknote den Gürtel und denke dir eine kleine Zeremonie aus, um ihn anzuwenden. Das muss nichts Pompöses sein, es kommt nur darauf an, dass es für dich persönlich von Bedeutung ist.

Ziehe dir den Gürtel dann einmal über den Körper, also vom Kopf zu den Füßen. Die Idee dahinter ist, dass der Beifuß ringförmig einmal komplett über den Körper fährt wie ein Scanner und alles Negative aufsaugt. Steige dann aus dem Gürtel heraus und wirf ihn in ein Feuer oder in einen Fluss. Das sollte umgehend geschehen, am besten machst du das Ritual also gleich am

Feuer oder Fluss und wirfst den Gürtel danach sofort hinein. Man will dem Übel ja keine Chance geben, wieder aus dem Beifuß herauszukriechen und zurückzuwandern.

Dieses alte Ritual erinnert an die Bäume, die gespalten wurden, um einen Kranken hindurchzuziehen, oder an die Steine mit großen Löchern, durch die ebenfalls Menschen hindurchgezogen wurden, um sie von ihren Krankheiten zu befreien, also an die Technik des Abstreifen von Krankheit und Negativem.

Wenn du eine große Pechsträhne hast und alles schiefzugehen scheint, kannst du diesen Gürtel auch das ganze Jahr über verwenden, notfalls mit getrocknetem Beifuß, um alles Schlechte abzustreifen und dich davon zu reinigen.

Birkenblätter
(Betula-Arten)

In der Birke wirken die Kräfte des Mondes und der Sonne. Was den Germanen die Weltenesche war und uns heute oft die Eiche ist, ist den sibirischen Schamanen die Birke: ein Schwellenbaum, letztendlich also der Baum des Lebens selbst. Wobei sich das auch im deutschsprachigen Raum findet. Der traditionelle Maibaum war oft eine Birke, und ich kenne aus der Kindheit noch den mit Birkenzweigen über und über geschmückten Tänzer, der zu Pfingsten als Verkörperung des Frühlings von Haus zu Haus zog, in den Höfen tanzte und überall zum Dank einen Schnaps bekam, was diesen Job ab einem gewissen Punkt zur echten Herausforderung machte.

Die Birke hat auch in der Volksheilkunde einen starken Bezug zum Frühling und damit zum Neubeginn, zur Reinigung und Verjüngung. Als Tee getrunken entgiftet sie den Körper und reinigt das Blut. In vielen Bioläden bekommt man auch

Birkensaft zum Entschlacken fertig zu kaufen. Als Badezusatz schenkt sie der Haut neue Elastizität und beseitigt Unreinheiten. Sie wirkt reinigend und tonisierend auf die Nieren und die Blase und kann damit auch als Tee oder Bad genossen werden, wenn einem etwas sprichwörtlich an die Nieren geht. Die Birke hat eine leichte, lichtvolle Energie, die auch den nebligsten Schleier durchdringt und neue Zuversicht schenkt.

Generell hängen an Bäumen noch viele alte Vorstellungen, die man weltweit sehr ähnlich vorfindet, weshalb sich magische Praktiker – bei allen individuellen Unterschieden – oft ohne viele Worte verstehen. So zum Beispiel die Vorstellung des Baumes als magischem Mittler zwischen Himmel und Erde, aber auch als Wohnort der Seelen, die sich wieder verkörpern wollen. Von Osteuropa bis Westafrika gibt es das Bild des Menschen, der aus dem mythischen Weltenbaum kommt. Der Baum ist symbolischer Lebensort des Menschen vor der Geburt und nach dem Tod. Bei uns finden wir diese Vorstellungen eng mit dem Holunder verbunden, der in der Überlieferung ganz deutlich die Anklänge eines Ahnenbaums hat.

Manchmal sind die Vorstellungen auch ins Mythische verlagert, dann kommen die ersten beiden Menschen von einem magischen Baum auf die Erde herab. (Symbolische) Vögel dienen bis heute in alten Traditionen als Mittler zwischen den Menschen und dem Göttlichen hoch oben im Weltenbaum. Sogar die Bibel hat – wenn auch unter negativen Vorzeichen – die mythische Ankunft der ersten Menschen auf der Erde mit einem Baum verbunden, dem Baum der Erkenntnis und seinen wundersamen Früchten.

Birkenblätterbad

Nimm zwei Hände voll Birkenblätter (frisch oder getrocknet) und lasse sie über Nacht in einem großen Topf (mit Deckel) in kaltem Wasser ziehen. Erwärme den Topf dann leicht, die Temperatur sollte nicht zu heiß werden, auf keinen Fall darf die Flüssigkeit kochen. Wenn die Flüssigkeit lauwarm geworden ist, lass sie eine Viertelstunde ziehen, dann seihe die Blätter ab und gib den so gewonnenen Badezusatz ist dein Bad. Füge dem Wasser keine weiteren Zusätze hinzu und bade etwa 20 Minuten. Trockne dich danach nicht ab, sondern lass das Wasser auf deiner Haut lufttrocknen.

Brennnessel
(Urtica dioica)

Neben der Kamille kann man die Brennnessel ohne Übertreibung als unsere bedeutendste Heilpflanze bezeichnen. Sie ist ein ausgezeichnetes Stärkungsmittel, das den Organismus reinigt und aufbaut.

Eine Frühlingskur mit Brennnesseltee ist sehr zu empfehlen. Dafür trinkst du einfach zwei bis vier Wochen lang ein bis drei Tassen Brennnesseltee täglich. Das kurbelt den Stoffwechsel an und verjüngt. Man kann die Brennnessel aber das ganze Jahr über verwenden, wenn man sich allgemein erschöpft fühlt oder ständig kleine Infekte hat. Übrigens ist sie damit auch sehr attraktiv für alle, die Sport treiben oder sich auf sonstige Weise mehr Feuer im Leben wünschen, speziell auch in Sachen Sinnlichkeit. Brennnesselsamen gelten bis heute als Lustmittel und finden sich in manchem alten Liebeszauber wieder.

Neben ihrer allgemein stärkenden Wirkung hat die Brennnessel auch ein paar Spezialgebiete. So ist sie etwa eine wunderbare Unterstützung bei Blasen- und Nierenleiden. Beginnende Blasenentzündungen bekommt man oft schon mit zwei, drei Tassen ihres Tees in den Griff, ohne zur chemischen Keule greifen zu müssen. Als Haut-Haare-Nägel-Pflanze unterstützt sie zudem eine reine, frische Haut, das Wachstum der Nägel und der Haare, wobei sie speziell beim Haarwachstum nicht nur als Tee getrunken wird, sondern auch lauwarm als Haarspülung zum Einsatz kommt.

Darüber hinaus wurde die Brennnessel als Stärkungsmittel bei Blutungen nach der Geburt und bei starker Menstruation angewendet, um den Körper wieder in Harmonie zu bringen. Auch nach Operationen ist sie ein gutes Tonikum, um schneller wieder auf die Beine zu kommen. Woran viele heute nicht mehr denken: Die Nessel hat eine enge Verbindung zur Stoffherstellung und damit auch zu den vielen Mythen, die sich ums Spinnen, Weben und Nähen ranken – natürlich auch zu den drei Spinnerinnen und den dreifachen Schicksalsgöttinnen.

In alten Sagen und Märchen sind es oft Nesselhemden, die die Heldinnen und Helden unverwundbar machen oder einen bösen Zauber brechen. Heute bekommt man echtes Nesseltuch leider nur noch sehr selten zu kaufen, die meisten heutigen Nesselstoffe bestehen aus Baumwolle.

Emotional wirkt die Brennnessel stärkend und ausbalancierend, aber sie arbeitet generell eher über den Körper, in dem Sinn, dass die körperliche Stärkung positive Rückwirkungen auf die Seele hat.

Magisch galt es als glücksbringend, am Gründonnerstag Brennnesselsuppe zu essen; damit sollte einem für das kommende Jahr das Geld nie ausgehen. Dasselbe galt in anderen Gegenden für den Neujahrstag.

Hielt man für jeden Finger ein Brennnesselblatt in der Hand, verlieh sie Mut und Unerschrockenheit. Als Marspflanze schützte sie vor bösen Elfen und listigen Naturgeistern (unsere Vorfahren wussten, dass nicht alles, was da draußen existiert, rosa glitzert), wenn sie am Johannistag, also um die Sommersonnenwende herum, als Suppe oder Pfannkuchen gegessen wurde.

Brennnesselpfannkuchen

Da ich sie seit Kindertagen mit Begeisterung brate, kann ich in diesem Fall keine Mengenangaben machen, denn ich mache die Brennnesselpfannkuchen immer nach Gefühl. Was aber schon eine Fünfjährige zur großen Freude ihres alten Opas geschafft hat, dürfte nicht allzu schwer hinzubekommen sein.

Du brauchst:

ein bis zwei Eier
Mehl
Milch
getrocknete oder frische klein geschnittene Brennnesselblätter
Salz, Pfeffer und (ganz nach Gusto) Gewürze
Öl zum Braten

Nimm eine große Schüssel und gib das Ei, eine Handvoll Brennnesselblätter und etwas Milch hinein, dann verquirle mit einem Schneebesen alles gut miteinander. Nimm ein Sieb und siebe etwas Mehl hinein. Das geht jetzt schrittweise so weiter: etwas Mehl hineinsieben (damit keine Klümpchen entstehen), verquirlen, eventuell noch mehr Milch dazugeben, bis du die gewünschte Gesamtmenge erreicht hast. Der Teig ist perfekt, wenn er dickflüssig, aber nicht zu fest ist. Gib nach Belieben Gewürze dazu und noch etwas von den Blättern, wenn er dir nicht grün genug ist.

Bring eine Pfanne auf mittlere Hitze, gib etwas Öl hinein und brate die Pfannkuchen darin von beiden Seiten schön goldbraun.

Der Erste ist bekanntlich für die Hunde, das heißt: Meist klappt es beim ersten Eierkuchen noch nicht besonders, ab dem zweiten läuft es dann wie am Schnürchen. Wenn du deine Eierkuchen besonders fluffig haben möchtest, trenne das Ei und rühre nur das Eigelb in den Teig. Das Eiweiß behältst du zurück und schlägst es steif, nachdem du den Teig zubereitet hast. Hebe es anschließend vorsichtig unter den Teig und fang an zu braten.

Du kannst Brennnesseln in der Küche generell wie ein Gewürz verwenden; sie schmecken nicht besonders hervor, verleihen deinen Gerichten aber ihre wohltuende Wirkung.

Brennnesselwasser gegen Haarausfall

Am besten bereitet man das Brennnesselwasser frisch zu, da alkoholische Lösungen eine empfindliche Kopfhaut zusätzlich reizen und Ölauszüge wieder ausgewaschen werden müssen, was ebenfalls Stress für die Haut ist.

Übergieße ein bis zwei Handvoll getrocknete Brennnesseln mit ein bis zwei Litern kochendem Wasser und lasse sie ziehen, bis die Flüssigkeit lauwarm geworden ist. Dann seihe die Brennnesseln ab und verwende die Flüssigkeit als letzte Spülung nach dem Haarewaschen. Massiere sie gut in die Kopfhaut ein, sie wird nicht ausgewaschen.

Das macht man einmal die Woche, dazu wird noch halbwegs regelmäßig Brennnesseltee getrunken und die Haare erholen sich rasch wieder.

Dost/Majoran/Oregano
(Origanum-Arten)

Dost ist wilder Majoran, du kannst aber genauso gut auch Majoran oder Oregano verwenden, das bleibt in der (Pflanzen-) Familie. Er gilt als krampflösend und kann daher während der Menstruation (die er auch fördert) beste Dienste leisten.

Aber nicht nur körperlich, auch seelisch löst Majoran Verkrampfungen, während er gleichzeitig den Rücken stärkt und einen an die eigene Kraft erinnert, von der man manchmal gar nicht wusste, dass man sie hat. In der Pflanzenheilkunde wird das heute als stimmungsaufhellend bezeichnet, früher hieß es, dass er gegen Schwermut helfe, womit dasselbe gemeint ist. Ein alter Beiname des Dosts ist Wohlgemut, das spricht für sich.

Früher wurde Majoran gerne in Salben verarbeitet, um erschöpfte oder verspannte Muskeln zu lockern, ein Einsatzgebiet, auf dem er sich auch heute noch gut macht. Den meisten ist Majoran vor allem als verdauungsförderndes Gewürz bekannt, unseren Vorfahren aber war er noch viel mehr. So gehörte er zu den starken Zauberkräutern, die alles Negative abwehren sollten und daher auch gegen Krankheitsgeister eingesetzt wurden. Bräute trugen ihn im Schuh, er wurde auch gerne in Brautsträuße mit eingebunden, die ursprünglich keine bloße Dekoration waren, sondern eher einem schützenden, glücksbringenden Kräuterbuschen ähnelten. Als Räucherung ist Majoran seit antiken Zeiten bekannt dafür, Negatives zu vertreiben.

Zusammen mit Dill galt Dost beziehungsweise Majoran als Machtkombination, worauf auch der alte Spruch verweist: »Ich habe Dost, ich habe Dill, XY tut, was ich will.« Wobei diese Kombination meist gegen böse Absichten eingesetzt wurde, es ist also eine aktive Zauberformel, die andere von ihrem schlechten Tun abhalten soll. Er hat eine sehr fokussierte Energie und ist daher eine wunderbare Hilfe, wenn man die Gedanken klären will.

Stimmungsaufhellende Räuchermischung

Vermische ganz nach Gefühl und Vorliebe etwas Majoran, Minze, Johanniskraut, Rosmarin, Lavendel und ein wohlduftendes Harz wie Fichtenharz, Mastix, Copal oder Elemi. (Das Ganze sollte eine eher frische Duftnote haben.)

Verräuchere diese Mischung, wann immer es dir angenehm ist. In schwierigen Zeiten kann man sie jeden Abend vor dem Zubettgehen im Schlafzimmer verwenden. Danach kräftig stoßlüften und anschließend schlafen gehen.

Eiche

(Quercus-Arten)

Die Eiche wird oft als männlicher Baum bezeichnet, in Norddeutschland ist sie aber auch als »gode olle«, als gute Alte, bekannt und spielt damit in einer ähnlichen Liga wie der Holunder. In vielen Gegenden kommt ihre Verbindung zum Blitz, zu Gewittern und den entsprechenden Naturgeistern und Göttern wie Jupiter, Taranis oder Donar zum Ausdruck.

Zusammen mit Holunder, Fichte und Weide bildet die Eiche die »magischen Vier«, wenn es um das Anbinden von Krankheiten geht. Im Volksglauben sind diese Baumarten dafür am beliebtesten.

Den Job des Gerichts- und Dorfbaums teilte sich die Eiche mit der Linde. In vielen Dörfern ist eine von beiden *der* Baum und wird bis heute nicht selten mit einer Bank umgeben. Wo in unseren Tagen Platz für ein Schwätzchen ist, wurde früher Gericht gehalten.

Die Eiche steht für Glück, Kraft und Energie. Ihr zielstrebiger, geradliniger Wuchs muss unseren Vorfahren schon früh aufgefallen sein. Eicheln galten als Glücksamulette für Reichtum und Wohlstand, sie können auch heute noch dafür verwendet werden, obgleich das früher oft einen ganz konkreten Hintergrund hatte, da man Schweine gerne in Eichenwälder trieb, um sie zu mästen. Der Glaube an die Kräfte der Eiche war so stark, dass christliche Missionare gerade auf Eichen besonders eingehackt haben, oft im wörtlichen Sinne. Manchmal verlief das friedlicher, dann wurden die Eichen mit Madonnen und Christusbildern geschmückt und einfach in den neuen Kult eingemeindet.

Eichenrinde ist ein beliebtes Hausmittel gegen Hautprobleme, denn die in ihr enthaltenen Gerbstoffe beseitigen Pilze und Bakterien und helfen, das Gleichgewicht der Haut zu stabilisieren. Man kann Eichenrinde auch auf den »inneren Häuten« als Tee anwenden, um zum Beispiel den Darm wieder in Balance zu bringen. Eichenrinde wirkt stärkend, und das auch als Räucherung oder als Tee getrunken. Wenn du einem Sturm trotzen musst, ist sie eine der besten Pflanzenverbündeten, die du dir nur wünschen kannst.

Eichenrindentee

Nimm etwa einen Teelöffel Eichenrinde und gib sie auf zwei Tassen Wasser. Lasse die Mischung aufkochen und eine Viertelstunde ziehen.

Diesen Tee kannst du über den Tag verteilt trinken, man kann ihn auch in der Thermoskanne tagsüber mitnehmen. Er wirkt reinigend und harmonisiert den Körper, besonders den Darm und die Verdauung und alles, was sie im Körper beeinflussen. Dieser Tee sollte kurweise verwendet werden, nicht länger als zwei Wochen am Stück.

Eichenrindensud

Nimm den größten Topf, den du hast, und fülle ihn mit Wasser. Gib nach Gefühl etwa eine Tasse Eichenrinde hinein. Lasse das Wasser aufkochen und dann, wie den gerade beschriebenen Tee, etwa eine Viertelstunde ziehen. Seihe die Flüssigkeit ab und gib sie in dein Badewasser, verwende keine weiteren Zusätze und bade etwa zwanzig Minuten. Trockne dich nicht ab, sondern lass das Wasser von selbst verdunsten.

Den Eichenrindensud kannst du bei Hautbeschwerden aller Art verwenden, er wirkt aufgrund der Gerbstoffe sehr sanft, er beruhigt und lindert und stellt im Grunde eine Art milde Keule dar, denn trotz allem ist er sehr effektiv. Du kannst dieses Bad auch nehmen, wenn du im übertragenen Sinn dünnhäutig bist und eine Stärkung brauchst.

Frauenmantel und Schafgarbe
(Alchemilla vulgaris und Achillea millefolium)

Auch wenn die beiden Pflanzen verschieden sind, möchte ich sie zusammen aufführen, weil sie gemeinsam *das* Dreamteam gegen Frauenleiden aller Art sind. Sie stärken die Weiblichkeit körperlich, geistig und spirituell. Dabei ist der Frauenmantel weich und behütend, die Schafgarbe greift schon etwas kräftiger durch und wirkt durch ihre Bitterstoffe harmonisierend.

Beide Pflanzen können einzeln oder eins zu eins gemischt verwendet werden, sie sind ausgezeichnete Helferinnen gegen innere Spannungen vor der Periode (speziell der Frauenmantel) sowie bei Menstruationsbeschwerden und unterstützen die Schwangerschaft. Auch die hormonellen Übergänge der Pubertät und der Wechseljahre mildern sie ab. Nach operativen Eingriffen im Unterleibsbereich gleichen sie aus und unterstützen den Körper dabei, wieder ins Gleichgewicht zu finden. Ich mische den Tee gerne mit etwas grünem Jasmintee, dann schmeckt er besser und man hat ein anregendes Getränk für den Tag.

Bei schmerzhaften Schwellungen der Brüste vor der Menstruation oder in der Schwangerschaft können Auflagen mit Schafgarbe, Frauenmantel und Kamille Abhilfe schaffen.

Schafgarbe gehört aufgrund ihrer Bitterstoffe zu den blutreinigenden Kräutern und hilft auch bei prämenstrueller Akne. Sie wurde früher Kindern, die eine Tendenz zum Bettnässen hatten, als Tee gegeben. Der Frauenmantel gehört zu den Pflanzen, die Hormone ausgleichen und anstoßen können, speziell das Gelbkörperhormon. Frauen, die zu Schmierblutungen vor den Tagen neigen, die sehr kurze Zyklen haben oder sich aufgrund einer Gelbkörperschwäche Sorgen machen, ob sie einen Embryo halten können, sollten Frauenmantel als Kur versuchen, wenn ärztlich nichts dagegenspricht.

Gerade bei weiblichen Themen wird viel nach emotionalen Ursachen gesucht, was sicher nicht verkehrt ist. Aber man muss auch bedenken: Wir leben umzingelt von hormonähnlich wirkenden Substanzen, zum Beispiel in der Kosmetik oder in Alltagsgegenständen. Hormone aus der Pille und Medikamentenrückstände sind in den Wasserkreisläufen, was mittlerweile schon zu Veränderungen in den Fischbeständen geführt hat.

Ich habe mich oft gewundert, dass man in alten Kräuterbüchern zwar viele Tipps gegen Regelschmerzen, aber keine Ratschläge für prämenstruelle Spannungen findet, von denen heute so viele Frauen geplagt werden. Ich kann nicht beweisen, ob es da einen Zusammenhang gibt, aber es ist schon auffallend. Man kann nicht immer so tun, als wäre der oder die Einzelne an allem schuld oder hätte – Frauen sind ja so sensibel – ständig emotionale Probleme. Die ganze Gesellschaft hat ein Problem, wenn so etwas passiert, wir müssen gemeinsam hinschauen, statt den Einzelnen auf sich selbst zurückzuwerfen.

Was übrigens die Beschwerden vor den Tagen betrifft: Man nennt sie ja auch PMS, kurz für prämenstruelles Syndrom. Allein schon der Begriff Syndrom hört sich unerfreulich an, da denkt man automatisch an schwerwiegende Erkrankungen. Ich verwende diesen Begriff an manchen Stellen im Buch, weil dann jeder weiß, was gemeint ist, aber ganz bestimmt nicht, weil ich ihn gut finde. Wie soll frau unter diesem begrifflichen Damoklesschwert zu ihrer wahren Kraft finden? Dabei ist die Menstruation in einem bestimmten Alter schlicht ein Zeichen körperlicher Gesundheit. Ohne »die Tage« keine Fruchtbarkeit und damit kein Leben. Schau dich doch einmal um: Jeder Mensch, den du siehst, ist nur deshalb da, weil eine Frau »Ja« gesagt und das Kind ausgetragen hat.

Die negative Betrachtungsweise der Menstruation und der Tage zuvor gilt vor allem für den westlichen Kulturkreis, in anderen Kulturen würde man von einem HSB reden, dem Hohen Spirituellen Bewusstsein.

Von den Zauberinnen Westafrikas bis zu den Schamaninnen Sibiriens gilt die Zeit eine Woche vor der Menstruation bis zum Ende der Regel als spirituell stärkste Phase der Frau. Es ist die Zeit, in der niemand einer Frau etwas vormachen kann, weil sie genau durchschaut, was die Menschen wirklich denken. Was bei uns als Unausgeglichenheit oder Stimmungsschwankungen verteufelt wird, gilt in anderen Kulturen als Zeichen von Unbestechlichkeit und Wahrheitsfindung. Dort heißt es: Wenn du Probleme lösen willst, warte auf diese Zeit, dann fällt es dir leichter. Frauen werden als besonders strahlend betrachtet, sie haben eine magische Ausstrahlung in dieser Zeit und viele Menstruationstabus wurden geschaffen, weil diese Stärke der Frau unterdrückt werden sollte. Ihr Segen, aber auch ihr Fluch in dieser Zeit wirkt besonders stark, denn sie ist dem Andersweltlichen besonders nahe.

Jetzt aber zurück zu Frauenmantel und Schafgabe. Hier einige Vorschläge zu ihrer Anwendung.

Frauentee

Vor und während der Menstruation ist ein Tee aus Schafgarbe und Frauenmantel zu gleichen Teilen gemischt ideal; trinke mindestens zweimal am Tag eine Tasse, zum Beispiel zum Frühstück und abends. Wenn du unter Aufgeschwemmtheit leidest, trinke den Tee die gesamte zweite Zyklushälfte lang (das heißt ab dem Eisprung) und mische Birkenblätter und Brennnessel dazu (alles zu gleichen Teilen, also von jedem der vier Kräuter gleich viel).

Regeltee

Wenn du unter einer zu starken und schmerzhaften Menstruation leidest, mische Schafgarbe und Hirtentäschel im Verhältnis eins zu eins und gib Anissamen hinzu (so viel, wie dir angenehm ist). Diese Mischung reduziert einen übermäßigen Blutfluss und harmonisiert den Körper.

Wechseljahrstee

Mische zu gleichen Teilen Frauenmantel, Schafgarbe und Melisse und bereite dir davon so oft du magst einen Tee, er beruhigt das Hormonsystem und hilft, Hitzewallungen vorzubeugen. Er muss nicht jeden Tag getrunken werden, aber eine gewisse Regelmäßigkeit sollte schon da sein, damit er gut wirken kann. Füge dem Tee etwas Salbei hinzu, wenn du unter Schweißausbrüchen leidest (bitte die Hinweise zum Salbei beachten), auch Waschungen mit Salbei oder kühler Salbeitee in einem Pumpsprüher wie einem Bodyspray angewendet lindern Beschwerden und tun gut.

Falls du ätherisches Salbeiöl dafür verwenden möchtest, weil dir das praktischer erscheint, lass es lieber stehen. Es sollte nur in der Duftlampe benutzt werden und auch dann möglichst nicht in der Nähe von Schwangeren oder Menschen, die an hohem Blutdruck leiden. Der Tee ist völlig in Ordnung, aber das ätherische Öl des Salbeis ist so stark, dass es zu Nebenwirkungen führen kann.

Ätherische Öle kommen in der Natur nie in so reiner Form vor, wie wir es aus dem Fläschchen kennen. In der Natur sind sie immer in die ganze Pflanze eingebettet und nicht so konzentriert. Manche Öle sind völlig harmlos und können sogar innerlich verwendet werden, aber eben nicht alle, da sollte man sich vorher schlaumachen.

Brustauflagen

Wer vor den Tagen oder in der Schwangerschaft an schmerzhaft geschwollenen Brüsten leidet, kann es mal mit dieser Auflage probieren: Koche dafür einen Tee aus Schafgarbe, Kamille und Frauenmantel (zu gleichen Teilen) und tränke ein weiches Tuch damit. Achte darauf, dass die Flüssigkeit lauwarm ist, bloß nicht zu heiß. Lege dir das Tuch möglichst nass auf den Busen und zieh ein bis zwei alte Shirts darüber, damit sich ein Dunstklima bildet. Lass das Ganze mindestens eine Viertelstunde einwirken (das geht auch abends beim Fernsehfilm), ruhig länger, wenn es dir angenehm ist. Wenn du magst, kannst du den Busen hinterher mit Rosenwasser einsprühen oder betupfen, das ist kein Muss, aber ein Sahnehäubchen.

Gelenksalbe

Was heute kaum mehr bekannt ist: Auf die Schafgarbe wurden früher große Stücke gehalten, wenn es um Gelenk- und Rückenschmerzen ging. Als Medizin der einfachen Leute war sie unkompliziert überall am Wegesrand zu haben und ihre Wirkung braucht sich nun wirklich nicht zu verstecken.

Für die Salbe nimmst du zunächst nach Augenmaß etwa ein bis zwei Hände frischer Schafgarbe und legst sie erst einmal auf ein Blatt weißes Papier, damit alle kleinen Tierchen, die noch darinsitzen, herauskönnen. Gerade die Schafgarbe hat viele kleine Fans und die möchte niemand in die Salbe kochen.

Wenn alles herausgekrabbelt ist, erhitze etwa 400 g Butterschmalz, bis es flüssig ist (ohne Wasserbad, direkt im Topf) und gib die frische Schafgarbe hinein. Nimm es danach vom Herd und lass es abkühlen, bis das Butterschmalz wieder fest ist. Das dauert ein paar Stunden, lass der Sache Zeit. Du kannst es auch über Nacht stehen lassen. Danach wird das Butterschmalz wieder erhitzt, bis es flüssig ist, und die darin verbliebene Schafgarbe wird abgeseiht. Die fertige Salbe muss jetzt nur noch abgefüllt werden.

Holunder
(Sambucus nigra)

Der Holunder ist bis heute in Norddeutschland auch als Flieder bekannt. Sein botanisches Blütendiagramm hat Symbolkraft: in der Mitte die dreifache Göttin, um sie herum ein Pentagramm, so jedenfalls kann man es lesen.

Auch heute noch ziehen die Männer in manchen Gegenden den Hut vor einem Holunderbusch. Er war und ist ein Geisterbaum und bei den Slawen eine beliebte Opferstätte.

Der Holunder gehörte in vielen Gegenden fest mit zum Haushalt, war ausgesprochen eng mit der Familie verbunden und galt als Orakel: Verdorrte der Busch, galt auch das Bestehen des Hofes als gefährdet und man fürchtete einen Todesfall. Das erste Badewasser eines Babys wurde unter den Holunderbusch gegossen, um ihm den neuen Erdenbürger anzuzeigen.

Ferner sollte ein Holunderbusch das Haus vor Blitzeinschlägen und Bränden, vor schwarzer Magie und giftigem Neid schützen. Er war mit der Holle, später dann mit Maria verbunden. Wo der Übergang ins Christentum nicht so nahtlos verlief, rankten sich düstere Geschichten um den Holunder, dann wurden aus den hilfreichen Hausgeistern, den Feen, Elfen und der Göttin auf einmal unheimliche Wesen, die Vorbeigehenden oder Personen, die unter einem Holunder schliefen, Böses wollten. Aber warum hätte jeder Hof, der etwas auf sich hielt, einen Hausholunder haben wollen, wenn er das Unglück anlocken würde? Das macht nun wirklich keinen Sinn. Allerdings gab es ein paar Vorsichtsmaßnahmen: Babys sollten nicht in einer Wiege aus Holunderholz liegen, denn ein Busch, der den Elfen so nahesteht, trägt viel von ihrer Energie in sich und die beeindruckt kleine Kinder nun einmal mehr als Erwachsene, sodass es ihnen *zu* viel werden könnte.

Holunder, als Saft getrunken (abkochen, wenn man ihn selbst macht, Rohkost ist nicht immer gesund und in diesem Fall sogar giftig) oder als Tee zubereitet, ist in der Volksheilkunde vor allem bei Erkältungen, Fieber und zur Behandlung von Blasen- und Nierenleiden bekannt. Bei Nebenhöhlenentzündungen und Husten ist Holunder zur Unterstützung eine gute Wahl.

Die moderne Kräuterkunde hat dieses Spektrum noch erweitert und nutzt ihn bei Stress und Erschöpfung gerne als beruhigende, erdende Pflanze, die auch gegen Kopfschmerzen gute Dienste leistet – ganz ohne Nebenwirkungen. Zur Entspannung werden vor allem die Blüten als Sirup oder als Tee genutzt. Der Blütentee hilft zudem als Kompresse oder sanfte Einreibung bei Ausschlag und Hautproblemen. Er ist sehr mild, reizt also nicht zusätzlich, sondern beruhigt das Gewebe und ist auf jeden Fall einen Versuch wert.

Gerade bei Hautproblemen braucht es oft ein paar Versuche, bis man »seine« Pflanze(n) gefunden hat. Du solltest also nicht gleich das Handtuch werfen, wenn es nicht auf Anhieb klappt. Was hast du zu verlieren?

Die meisten Pflanzen lassen sich auch wunderbar als Kräutertee trinken, falls die Haut nichts damit anfangen kann, und wenn man seine Lieblinge erst einmal gefunden hat, hat man (im Vergleich zu den meisten Medikamenten) preiswerte Helfer ohne nennenswerte Nebenwirkungen, mit denen man zumindest eine solide erste Hilfe hinbekommt.

Auch wenn Kräuter den Arzt nicht immer ersetzen können, geben sie dir das gute Gefühl: Ich kann (auch) selbst etwas für mich tun, ich bin nicht völlig abhängig von anderen, sondern weiß mir zu helfen.

Emotional ist Holunder eine große Hilfe, wenn man tiefe Einschnitte oder schockierende, überwältigende Situationen erlebt hat. Wenn jemand gestorben ist, wenn es einen schmerzlichen Abschied gab, eine Kündigung, eine zerbrochene Freundschaft, an der einem viel lag – all diese Dinge, die wirklich ans Herz gehen, kann der Holunder überstehen helfen. Gerade Holunderblütentee hilft dann, auch Holundersirup in einen Tee gegeben kann man verwenden. Du musst kein großes Gedöns darum machen, der Holunder arbeitet schon ganz von selbst für dich.

Holunderblütensirup

Dieser Sirup ist ganz einfach herzustellen: Du brauchst dafür etwa 15 – 20 frische Blütendolden oder eine Tasse getrocknete Holunderblüten (wobei das Ergebnis mit frischen Dolden deutlich aromatischer wird). Außerdem benötigst du noch einen Liter Wasser, 2 kg Zucker und 3 Zitronen oder Limetten, ungespritzt.

Wenn du die Dolden frisch verwendest, lege sie erst einmal auf ein Blatt Papier, damit alle kleinen Tierchen herauskrabbeln können. Danach schneide die Blüten so ab, dass möglichst wenig Stängel daranbleiben, und gib sie in ein weites Glas oder eine Schüssel. Schütte anschließend das Wasser lauwarm darüber, füge den Zucker hinzu, schneide die Zitronen oder Limetten in Achtel und gib sie ebenfalls hinein. Das Ganze gut umrühren, damit sich der Zucker (die konservierende Zutat) vollständig auflöst.

Diese Mischung bleibt nun gut abgedeckt zwei bis drei Tage bei Zimmertemperatur stehen, danach wird sie abgeseiht (am besten durch ein Tuch) und kann in Flaschen oder gut verschließbare Küchendosen abgefüllt werden. Durch den Zucker ist der Sirup gut haltbar, meist überlebt er aber nicht sehr lange, weil er so lecker ist.

Man kann den Sirup auch einfrieren. Durch die kalte Verarbeitungsweise verfliegt das feine Blütenaroma nicht, was beim Auskochen schnell der Fall wäre.

Johanniskraut
(Hypericum perforatum)

Zum Johanniskraut muss man kaum noch etwas sagen. Es haben sich nur die Begriffe verändert: Was früher als dämonenabwehrend galt, wird heute als antidepressiv bezeichnet.

Das Johanniskraut ist durch und durch eine Lichtpflanze, so lichtvoll, dass sie einen selbst lichtdurchlässiger macht, will heißen: Sonnenbäder sind tabu, wenn man Johanniskraut zu sich nimmt.

Wer die Pille nimmt, sollte auf Johanniskraut verzichten; auch bei anderen Arzneimitteln gibt es Wechselwirkungen, gegebenenfalls sollte man die Ärztin oder den Apotheker fragen. Auch wenn ich für einen entspannten Umgang mit pflanzlichen Helfern plädiere, muss man es schon genau nehmen: Auch Pflanzen können Wechselwirkungen mit Medikamenten haben.

Johanniskraut braucht ein bis zwei Wochen, bis sich seine Wirkung entfaltet und gehört damit zu den Pflanzen, deren Wirkung sich schrittweise aufbaut.

Früher wurde es, abgesehen von seiner stimmungsaufhellenden Wirkung, auch gegen Entzündungen verwendet, und zwar innerlich einmal den ganzen Körper entlang: im Mund, im Magen-Darm-Trakt, in den Nieren und in der Blase. Bei Halskratzen und aufkommendem Husten kann man also auch mit Johanniskrauttee gurgeln, er desinfiziert und drängt Entzündungen zurück.

Johanniskraut galt als natürliches Potenzmittel für beide Geschlechter, wurde aber auch gegen zwingende Liebeszauber verwendet, was bisweilen heute noch nützlich sein kann. Der rote Saft galt als Blutsymbol und wurde mit Maria, Jesus und Johannes (dieser verbirgt sich ja schon im Namen) in Verbindung gebracht.

Mit Johanniskraut Zauber und Pechsträhnen brechen

Wenn du das Gefühl hast, dass alles wie verhext ist, gehört Johanniskraut zu den Helfern, die diesen unklaren Schleier wirkungsvoll vertreiben.

Viele Leute machen den Fehler, zu sehr nach außen zu schauen, wenn sie meinen, von jemandem verhext worden zu sein oder dergleichen. Dabei gilt: Selbst wenn dich jemand verhext hat, kommt es vor allem darauf an, wie du damit umgehst. Es gibt schließlich auch die Option: Annahme verweigern, Rücksendung an den Absender. Es ist einzig und allein wichtig, was du in deinem Kopf daraus machst. Niemand kann eine Person verhexen, die kein Türchen dafür offen lässt, und im Zweifelsfall ist es die Angst, die diese Tür öffnet.

Aber auch Pechsträhnen und unglückliche Verkettungen können einem das Leben schwer machen. Räuchere in beiden Fällen zuerst einmal deine Wohnung mit Johanniskraut aus und wische sie gut durch, wobei du zuvor Johanniskrautttee ins Wischwasser getan hast. Versprenge etwas Johanniskrauttee auf den Fensterbrettern und allen Türschwellen, gegebenenfalls auch draußen am Gartentor. Danach nimm eine Bienenwachskerze, schreibe die Namen aller Personen deines Haushalts darauf (inklusive der Haustiere, wenn sie wie Familienmitglieder sind) und salbe sie mit Johanniskrautöl. Dafür kannst du das Kraut zwei Wochen in Öl einlegen, oder du nimmst notfalls das fertige Rotöl, das man in Kapseln aus der Drogerie bekommt.

Kamille
(Matricaria chamomilla)

Wenn man die Volksmedizin in Sachen Kamille unter die Lupe nimmt, wird es schwer, ein Leiden zu finden, das sie nicht zumindest lindern kann. Als Matricaria ist es die Kamille, die sich um die Mütter kümmert und auch um deren Kinder. Sie hilft bei Bauchgrimmen und Frauenleiden, beruhigt die Haut und entspannt die Nerven. Zur Entspannung ist sie eine gute Wahl, weil sie zu den Pflanzen gehört, die nicht müde machen. Ihre beruhigende Wirkung unterstützt einen dabei, ungute Gewohnheiten aufzugeben, zum Beispiel das Rauchen. Viele Volksheiler schwören darauf, dass nichts die Raucherentwöhnung so gut unterstützt wie Kamillentee.

Die Kamille galt zudem als das Schönheitsmittel schlechthin für Haut und Haar, wobei auch die Schleimhäute von ihr profitieren, im Mundraum, aber auch in Magen und Darm. Früher wurden die Haare (nicht nur von Blondinen) oft nach der Wäsche mit lauwarmem Kamillentee gespült und das Gesicht mit Kamillentee gewaschen. Man kann auch fertige Kamillentinktur in der Drogerie kaufen und sie in warmes Wasser geben, wenn es schnell gehen muss. Kamillentinktur kann außerdem unter Cremes, Lotions, Duschgels, Shampoos und dergleichen gemischt werden.

Emotional wirkt die Kamille spannungslösend und klärend. Wer viel Stress hat und an mehreren Fronten gleichzeitig kämpft, profitiert besonders von ihr. Solltest du beruflich oder privat unter großer Belastung stehen, zögere nicht, dir einen Kamillentee zu machen.

Für Schwangere, die mit Heilpflanzen vorsichtig sein müssen, ist die Kamille zusammen mit dem Frauenmantel als heilendes Duo für fast alle Lebenslagen zu empfehlen.

Kamille als Räucherwerk

Was viele gar nicht wissen: Mit Kamillenblüten kann man wunderbar räuchern. Sie duften ausgesprochen aromatisch, reinigen die Räume von allen schlechten Schwingungen, wirken harmonisierend und ausgleichend.

Dampfbad bei Candida

Bei Scheidenpilzinfektionen gibt es kaum ein einfacheres Mittel als Kamillendampfbäder. Man braucht dazu nur eine hitzefeste Schüssel, Kamillentee oder -tinktur, ein großes Handtuch und heißes Wasser.

Gib das heiße Wasser in die Schüssel und eine Handvoll Kamillenblüten oder mehrere großzügige Spritzer Kamillentinktur hinein, dann knie dich zehn bis fünfzehn Minuten darüber und lege das Handtuch wie ein Zelt um die Beine, damit der Dampf nicht entweicht.

Der Trick besteht darin, dass die flüchtigen Stoffe der Kamille besonders gut desinfizieren, das heißt: Ein Dampfbad wirkt deutlich stärker, als es zum Beispiel eine warme Kompresse oder eine Spülung tun würde. Auf den ersten Blick mag ein Dampfbad umständlich erscheinen (heute soll ja alles schnell gehen), doch oft hat man das gewünschte Ergebnis schon nach einer Anwendung – und die dauert nicht einmal so lange wie der Gang zur Apotheke. Wenn schon schnell, dann richtig!

Kamillenbad gegen Erschöpfung

Ein Kamillenbad macht nicht nur schöne Haut, es ist auch ein Labsal, wenn man gleichzeitig hundemüde und überdreht ist.

Wer über einen längeren Zeitraum zu viel Stress hatte, viel Arbeit, große private Herausforderungen oder einfach nur den ganz normalen Wahnsinn des Alltags, der wird das Gefühl kennen: Obwohl man bleierne Müdigkeit verspürt, ist man gleichzeitig nervös und aufgekratzt. Es steht außer Frage, dass man dann etwas an der Situation selbst ändern muss. Aber als Hilfe, um für den Moment runterzukommen und sich zu entspannen, ist ein Kamillenbad einfach großartig.

Nimm dafür zwei bis drei Hände voll Kamillenblüten und übergieße sie mit kochendem Wasser (einen Wasserkocher voll, also etwa anderthalb Liter), dann verschließe den Topf schnell mit dem Deckel und lasse das Ganze eine Viertelstunde ziehen. Seihe die Kamillenblüten ab und gib den Sud ins Badewasser, verwende keine weiteren Zusätze.

Die schnelle Variante: Wer keinen Nerv dafür hat, nimmt Kamillentinktur und gibt sie großzügig ins Badewasser (Mengenempfehlungen stehen auf der Packung), auch hier kommen keine weiteren Zusätze hinzu. Man badet etwa 20 Minuten, danach möglichst nicht abtrocknen, sondern das Badewasser auf der Haut trocknen lassen.

Kletten-Labkraut
(Galium aparine)

Das Kletten-Labkraut gehört zu den fast vergessenen Heilkräutern, dabei hat es so ein großes Potenzial. Kletten-Labkraut wirkt stark blutreinigend und wird sowohl bei Akne als auch bei Schuppenflechte und anderen geröteten und juckenden

Hautkrankheiten verwendet. Im Grunde hilft es gegen alles, was juckt, auch bei Kopfschuppen (Spülungen mit lauwarmem Tee) oder Zahnfleischproblemen (mit dem Tee gurgeln und spülen, danach eine halbe Stunde nichts essen oder trinken, um es einwirken zu lassen) sowie vaginalem Juckreiz (Spülungen oder Auflagen mit getränkten Binden). Das Schöne an dieser Pflanze ist, dass sie sehr wirkungsvoll, aber zugleich sehr mild ist. Statt Feuer mit Feuer zu bekämpfen, wird der »Brand« hier mit sanfter Kühle gelöscht.

Dabei kann es innerlich als Tee getrunken und äußerlich, wie schon erwähnt, als Salbe oder als Spülung mit dem Tee angewendet werden.

Eine Teekur mit Kletten-Labkraut reinigt den Körper, sei es nach einer längeren Medikamenteneinnahme oder zur Stärkung nach Virusinfektionen. Wer zum Beispiel ständig mit Herpes zu kämpfen hat, sollte es ruhig einmal damit versuchen.

Auf der emotionalen Ebene hat das Kraut eine kühlende Wirkung auf hochkochende Gefühle. Es erfrischt die Seele, wirkt entspannend und wird auch als sanfte Hilfe bei Schlafstörungen empfohlen – wobei es nicht müde macht. Man kann es in stresssigen Zeiten problemlos auch tagsüber als entspannenden Tee trinken.

Die Kletten-Labkraut-Salbe meiner Familie

Diese Salbe kam und kommt bei uns oft zum Einsatz, wenn jemand Hautprobleme hat, vor allem bei schuppenden und juckenden oder geröteten Hauterkrankungen. Sie beruhigt und besänftigt das Gewebe und hat sogar bei schweren Fällen zumindest eine Linderung, manchmal sogar die vollständige Abheilung gebracht. Sie ist auch bei Herpes eine gute Wahl, bringt ihn schnell zum Stillstand und fördert das Abheilen.

Man nimmt für die Salbe 250 g Vaseline (ersatzweise sind auch Sheabutter sowie alle anderen butterartigen Kosmetikgrundstoffe geeignet, die die Konsistenz einer Salbe haben, früher war ungesalzenes Schmalz sehr beliebt) und dazu 30 g getrocknetes Kletten-Labkraut, also etwa eine Tasse voll.

Das Fett wird im Wasserbad geschmolzen; sobald es flüssig ist, kommen die Kräuter hinein. Nun lässt man das Wasserbad zwei Stunden simmern (ganz leicht köcheln), dabei muss man (wenn man keinen Simmertopf verwendet) im unteren Topf hin und wieder etwas Wasser nachgießen, also das Ganze im Blick behalten. Anschließend seiht man die Kräuter ab und füllt die Salbe in saubere Gefäße.

Die Salbe riecht nicht gerade spektakulär. (Als mich ein Freund entgeistert anschaute, nachdem er an ihr geschnuppert hatte, wurde mir klar, dass ich das doch erwähnen sollte.) Die Salbe ist pur, ohne künstliche Duftstoffe, was viele schon gar nicht mehr kennen. Aber hier geht's um die Wirkung und nicht um künstliche Wellness.

Wer unbedingt möchte, kann noch einen Hauch ätherische Öle hinzufügen, um den Duft zu verbessern, wobei ich persönlich die Salbe niemals verändern würde. Es muss nicht immer alles mit geschöntem Chichi überzogen werden, manche Dinge dürfen auch noch echt und kernig bleiben – meine Meinung, es ist aber kein Beinbruch, wenn du das anders siehst.

Kletten-Labkraut bekommt man im Kräuterhandel, du kannst es aber auch selbst pflücken, als »Un«kraut wächst es an vielen eher feuchten Stellen. Um es zu trocknen, gib es bei etwa 40 Grad in den Ofen. Fertig sind die Kräuter, wenn sie krachtrocken sind, es darf kein bisschen Feuchtigkeit drinbleiben, sonst schimmeln sie leicht.

Lavendel
(Lavandula angustifolia)

Lavendel ist vor allem als Beruhigungsmittel bekannt, entweder als ätherisches Öl in der Duftlampe, als Aromakosmetik oder als Lavendelblütentee. Aber auch gegen Haut- und Nagelpilze wirkt er sehr effektiv, er beruhigt Magen, Darm und Galle, baut bei Erschöpfungszuständen wieder auf und ist das Beste, was einem nach einem langen, stressigen Arbeitstag passieren kann. Mittlerweile hat das auch die Pharmaindustrie erkannt und bewirbt kostspielige Lavendelpräparate.

Das kannst du auch einfacher und deutlich günstiger haben, indem du abends eine Tasse Lavendelblütentee trinkst. Wie bei allen Tees, deren Wirkung auch auf dem Duft basiert, muss die Tasse abgedeckt werden, während der Tee zieht. Auch hier sollte der gesunde Menschenverstand walten. Lavendel ist ein starkes Heilkraut, wird er überdosiert, kann es zu Benommenheit kommen. Das heißt nicht, dass Lavendel irgendwie gefährlich wäre, aber Kräuter wirken genauso »real« wie Medikamente, und die nimmt man auch nicht nach dem Salzstreuerprinzip ein. Emotional wirkt Lavendel unterstützend beim Entspannen, er holt einen schnell vom Alltag runter und schenkt den Nerven neue Kraft.

Verwendung

Man kann kleine Lavendelkissen herstellen oder ihn in fertig gekaufte Säckchen füllen und damit die Garderobe im Kleiderschrank vor Motten bewahren. Solche Säckchen sind aber auch wunderbar in der Nähe des Kopfkissens – als sanfte Einschlafhilfe. Einfach vor dem Zubettgehen gut durchkneten, damit der Duft freigesetzt wird.

Lavendel ist übrigens auch ein einfaches und ungiftiges Mittel gegen Ameisen im Haushalt, wenn wir schon beim Thema Haushalt sind. Man bekommt es ja mit der Angst, wenn man sich die Warnhinweise auf normalen Ameisenmitteln durchliest, und irgendwo steht eine große Fabrik, die dieses Gift tonnenweise zusammenmischt. Das geht viel einfacher und entspannter, ganz besonders wenn Haustiere oder kleine Kinder im Haushalt sind. Zuerst muss man natürlich alles Süße, das die kleinen Krabbler anlocken könnte, wegräumen und fest verschließen. Danach guckst du dir an, wo sie langlaufen, und streust Lavendelblüten auf ihre Wege, sie wirken als natürliches Stoppschild. Ich mische immer noch ein paar Nelken oder Sternanis darunter, um es noch aromatischer – und aus Ameisensicht wohl gruseliger – zu machen. Nach zwei, drei Tagen sind auch die letzten Nachzügler verschwunden und man kann das Ganze wegfegen. Die drei Tage mit »Lavendelstreu« auf Boden oder Möbeln hält man aus und hat hinterher das gute Gefühl, niemanden umgebracht oder vergiftet zu haben, nicht einmal sich selbst. Eine feine, diplomatische Lösung auf der Ebene der Düfte.

Lindenblüten
(Tilia-Arten)

Lindenblüten verströmen einen üppig-süßen Duft und wirken als Tee getrunken beruhigend und entspannend. Sie sind ausgezeichnet bei Schlafstörungen und wärmen die Seele in kalten Zeiten. Wer unter zu hohem Blutdruck leidet, kann Lindenblüten unterstützend verwenden, in Absprache mit dem Arzt natürlich.

Wenn bei Liebeskummer ein Kraut zum Einsatz kommen sollte, dann Lindenblüten. Sie stärken von innen und beseitigen Verbitterung und Anspannung.

Die Linde ist ein heiliger Baum, ähnlich der Eiche. Bis heute gibt es in vielen Dörfern eine Dorflinde am zentralen Platz, unter der nicht selten eine Bank zum Verweilen einlädt. Unter Linden wurde getanzt und gefeiert, aber nicht nur das, der Lindenbast wurde in alten Zeiten auch als Faser für Bekleidung, Taschen, Seile und Haushaltsgegenstände wie Matten benutzt. In Ortsnamen findet man die Linde oft noch wieder, mein geliebtes Leipzig etwa stammt namentlich vom Lipsk ab, dem Linden-Ort.

Lindenblütentee mit Honig

Dieses Rezept ist denkbar einfach und doch so hilfreich, wenn man gestresst ist, Kummer hat oder die ganze Welt über einem zusammenzustürzen scheint. Koche eine Tasse Tee aus 1 TL Lindenblüten auf die Tasse, abgedeckt zehn Minuten ziehen lassen und dann den Honig hineingeben, einrühren und schluckweise trinken. Genieße den Tee, nimm dir Zeit dafür und wenn es nur eine Viertelstunde ist, die aber bewusst. Auch *wie* wir dergleichen Dinge tun, trägt zu ihrer positiven Wirkung bei.

Löwenzahn
(Taraxacum officinale)

Löwenzahn ist mitnichten ein Unkraut, in seinem lateinischen Namen entdecken wir wieder das Wort »officinale«, das heißt, er gehörte früher fest in die Apotheke. Wenn die Gärtner mit ihren Giftsprühern wüssten, was für einen Schatz sie da vor sich haben.

Löwenzahn ist die Stoffwechselpflanze schlechthin, er unterstützt Leber und Galle, bringt den Darm sanft in Schwung und kann bei Diabetes hilfreich sein (in diesem Fall mit der Ärztin oder dem Heilpraktiker abstimmen). Er hilft gegen Appetitlosigkeit (früher wurde das noch als Problem und nicht als erstrebenswerter Zustand betrachtet) und bringt den Körper in Schwung. Falls du nach einer Feier einen Kater hast, der kein flauschiges Fellchen trägt, helfen ein bis zwei Tassen Löwenzahntee, wieder ins Lot zu kommen.

Da Löwenzahn die Leber positiv beeinflusst, wirkt das automatisch auf den ganzen Körper tonisierend. Die Leber ist unsere Chemiefabrik, sie ist so aktiv, dass sie eine Betriebstemperatur von 41 °C hat, während sich der restliche Körper mit 36 bis 37 °C zufriedengibt. Was ihr guttut, tut dem ganzen Körper gut, weshalb man die Wirkungen des Löwenzahns nicht eng eingrenzen kann. So bringt er auch ausgezeichnete Ergebnisse bei Akne und unreiner Haut, weil er den Stoffwechsel ausgleicht und harmonisiert.

Der Saft des frischen Löwenzahns kann Warzen vertreiben, was ja noch allgemein bekannt ist. Emotional hilft Löwenzahn, wenn einem sprichwörtlich etwas über die Leber gelaufen ist, wenn man einen Tiefschlag einstecken musste und wieder auf die Beine kommen will. Auch in festgefahrenen Phasen, in denen man nicht richtig vorwärtskommt und unschlüssig vor sich hin grübelt, hilft er, zu einer klaren Linie zu finden. Dann wirkt er im übertragenen Sinn appetitanregend: Er macht wieder Appetit aufs Leben.

Mein bewährter Aknetee

Akne ist nicht nur ein Problem von Teenies, davon können wir in meiner Familie ein Lied singen. Da ich aus eigener Erfahrung weiß, wie man darunter leidet, liegt es mir besonders am Herzen, dieses Rezept weiterzugeben. Eines vorab: Erwarte keine Wunder über Nacht und bleib eine Weile dran, auch wenn es mal Rückschläge gibt. Kräuter arbeiten nicht wie chemische Keulen.

Zur Unterstützung verwende Masken mit Heilerde, die du in jeder Drogerie bekommst. In akuten Phasen alle zwei Tage auf die betroffenen Stellen, in ruhigen Phasen alle ein bis zwei Wochen auf das ganze Gesicht beziehungsweise den betroffenen Bereich. Keine Ausreden von wegen: Ich habe keine Zeit für so etwas. Abends vorm Fernseher zu sitzen hat man doch auch Zeit. Na, dann sitzt man halt mal ein Viertelstündchen mit Heilerde im Gesicht davor.

Die wesentlichen Zutaten meines Aknetees sind Löwenzahn und Brennnessel; dazu gesellen sich weitere innerlich hautpflegende Pflanzen, die gerade vorrätig sind, wie Kamille, Walnussblätter, Zinnkraut, Kletten-Labkraut, Stiefmütterchen, Birkenblätter, Ringelblume oder Holunderblüten. Du kannst zur Geschmacksverbesserung auch noch Apfelstückchen, Minze, Zitronengras und dergleichen dazugeben. Trinke den Tee in akuten Phasen zwei- bis dreimal am Tag. In ruhigen Phasen trinke ihn nur ab und an, es sollte keine Dauerkur werden, sonst gewöhnt sich der Körper daran und reagiert nicht mehr so gut. Es spricht nichts dagegen, den Tee auch mal zwei oder drei Wochen lang zu trinken, nur eben nicht zwei oder drei Monate am Stück.

Auch die Zutaten kannst du variieren, mal ein bisschen mehr hiervon, mal diese Pflanze mit hinein, mal eine andere. Ich mische je eine Tasse Löwenzahn und Brennnessel miteinander und gebe die restlichen Pflanzen nach Gefühl dazu, bis ich eine Teedose voll habe.

Wenn deine Hautprobleme mit dem Zyklus zusammenhängen, sprich: du prämenstruelle Akne hast, mische auch noch Frauenmantel und Schafgarbe dazu. Damit das kein buntes Durcheinander wird, würde ich in diesem Fall empfehlen: Frauenmantel, Schafgarbe, Brennnessel und Löwenzahn und sonst nicht viel drumherum. Trinke diesen Tee am besten ab der Zyklusmitte bis zu den Tagen. Sobald du merkst, dass sich die Haut beruhigt, kannst du ihn einfach trinken, wenn du Lust darauf hast. Abgesehen von seiner hautreinigenden Wirkung ist er auch belebend und entspannend und lindert durch seine positive Wirkung auf unsere innere Chemiefabrik, die Leber, zudem PMS-Beschwerden.

Minze
(Mentha-Arten)

Die Minze ist eine durch und durch kühlende Pflanze. Sie hilft bei allen »heißen« Prozessen wie Fieber und Entzündungen. Sie hilft aber auch, wenn man im übertragenen Sinne das Gefühl hat, heiß zu laufen und eine Abkühlung zu benötigen – den sprichwörtlichen kühlen Kopf. Speziell für Vielarbeiter und Menschen mit Stress (der muss natürlich irgendwann abgeschaltet oder ausgeglichen werden, alles kann die Minze nun auch nicht schultern) ist sie eine gute Helferin.

Im 9. Jahrhundert schrieb Strabo über die Minze: »Wenn aber einer die Kräfte und Arten und Namen der Minze samt und sonders zu nennen vermöchte, so müsste er gleich auch wissen, wie viele Fische im Roten Meere wohl schwimmen, oder wie viele Funken Vulkanus, der Schmelzgott aus Lemnos, schickt in die Lüfte empor aus den riesigen Essen des Aetna.« Dem ist wenig hinzuzufügen; die Minze ist *die* Heilpflanze gegen die kleinen Unpässlichkeiten des Alltags, vom belebenden Pfefferminzbonbon bis zu einem Tröpfchen Minzöl auf den Scheitel und in den Nacken gegen Abgespanntheit und Kopfschmerzen oder auf einen Mückenstich. Minze beruhigt die Verdauung und war früher bei Reichtumszaubern beliebt, vielleicht weil die Pflanze, wenn sie denn irgendwo wächst, so üppig wuchert.

Minzöl

Gib ätherisches Minzöl in ein Trägeröl (unparfümiertes Babyöl, Jojoba, Mandelöl, Sonnenblumenöl – was dir gefällt), probiere die Dosierung selbst aus, sie hängt auch davon ab, welche Minzevariante du verwendest. Pfefferminzöl ist deutlich schärfer als welches aus Krauseminze oder Bergamotteminze. Zudem empfindet das jeder anders, die einen können nicht genug bekommen, für andere reicht ein Hauch und alles andere ist zu intensiv. Pauschal kann man sagen: nicht mehr als etwa 10 % ätherisches Minzöl auf das Basisöl verwenden, aber wie gesagt, das ist immer individuell und die eigene Nase hat das letzte Wort.

Das selbst gemachte Minzöl kannst du zum Betupfen der Schläfen und des Nackens bei Stress und Kopfschmerzen verwenden. Bei Erkältungen wirkt es beruhigend und hilft einem wieder durchzuatmen. Bei Übelkeit bringt es die Lebensgeister zurück. Es kühlt Insektenstiche und wirkt anregend und konzentrationsfördernd. Man kann wirklich sagen: Wer Kamille und Minze im Haus hat, hat für die alltäglichen Unpässlichkeiten bereits gut vorgesorgt.

Ringelblume
(Calendula officinalis)

Die Ringelblume ist eine große Heilpflanze für die Haut, sie reinigt mild, aber durchgreifend bei Infektionen der Haut (Pilze, Viren, Bakterien und alles, was sie an unschönen Dingen auslösen) und wurde früher zur Wundheilung benutzt. Heute geht man mit größeren Wunden zum Arzt, aber die Ringelblume kann trotzdem noch helfen.

Wenn eine Wunde nicht mehr nass ist, unterstützt Ringelblume die Heilung und nimmt dem Gewebe die Spannung. Früher war sie nach Brustoperationen ein geschätztes Heilmittel (das heute wieder neue Aufmerksamkeit erfährt). Auch nach Kaiserschnitten und allen anderen Operationen, die eine Narbe zurücklassen, ist die Ringelblume eine großartige Helferin. Als sanfte Auflage mit einem in lauwarmem Ringelblumentee getränkten sauberen Tuch kann man beginnen. Man kann anfangs auch um die Wunde herum Ringelblumensalbe auftragen, deren Wirkstoffe durch die Haut auch das betroffene Gewebe erreichen. Dazu trinke ein bis drei Tassen Ringelblumentee am Tag. Wenn die Wunde geschlossen ist und alles nur noch abheilen muss, kannst du die Ringelblumensalbe direkt auftragen, damit es gut verheilt und Spannungen auf der Narbe gelindert werden.

Ringelblumensalbe ist auch ein geschätztes Venenmittel und festigt das Gewebe. Als Leberpflanze (sie ist leicht bitter) kann sie bei PMS beruhigend wirken.

Mit den oft angepriesenen Mönchspfefferzubereitungen sollte man dagegen eher zurückhaltend sein. Die Pflanze heißt nicht ohne Grund so und wurde früher benutzt, um das Verlangen zu dämpfen. Das ist vielleicht nicht ganz das, was man erreichen möchte. Wenn überhaupt, dann sollte der Mönchspfeffer gezielt in der zweiten Zyklushälfte zum Einsatz kommen, aber nicht während des gesamten Zyklus eingenommen werden.

Klassische Ringelblumensalbe

Ringelblumensalben bekommt man in jeder Drogerie, aber vielleicht hast du Lust auf das klassische Rezept unserer Großmütter. Dazu brauchst du frische Ringelblumen; du kannst sie selbst anbauen, das funktioniert sogar auf dem Fensterbrett. Sie werden in voller Blüte am späten Vormittag geerntet, damit der Tau schon verdunstet, die Pflanze aber noch nicht von der Mittagshitze erschöpft ist.

Man rechnet zwei Hände voll Blüten auf 500 g Schweinefett (ungesalzen), man kann auch eine reichliche Handvoll auf 250 g Schweinefett geben, wenn es nicht ganz so viel werden soll. Auch ein paar Blätter dürfen sich in die Mischung verirren, sie sind ebenfalls heilkräftig. Wer keine tierischen Fette verwenden möchte, nimmt Sheabutter oder Vaseline; dann sollte die Salbe aber im Wasserbadverfahren (2 Stunden simmern lassen) hergestellt werden. Grundsätzlich ist es allerdings meiner Meinung nach etwas albern, wenn man als normaler Fleischesser Schweinefett abwegig findet: Das Schnitzel isst man, aber das Fett will man nicht haben? Wenn schon Tiere geschlachtet werden, dann sollte man nichts verkommen lassen, das hat auch etwas mit Respekt zu tun.

Das Schweinefett wird im Topf erhitzt; die Blüten hineingeben und gut unterrühren. Das Fett wird vom Herd genommen und darf über Nacht stehen bleiben, wodurch es wieder fest wird. Am nächsten Tag wird es wieder erhitzt, die Blüten werden abgeseiht und die Ringelblumensalbe kann abgefüllt werden.

Rosmarin

(Rosmarinus officinalis)

Rosmarin gehört zu den beliebtesten Pflanzen der Kräuterhexen. Der Name soll sich vom lateinischen *ros marinus*, Tau des Meeres, ableiten. Ob damit die zartblauen Blüten gemeint waren? Eine spezielle Nähe zum Meer kann man der Pflanze jedenfalls nicht nachsagen.

Früher war Rosmarin eine klassische Schwellenpflanze und begleitete Übergangssituationen im Leben, von der Hochzeit (zum Beispiel im Brautkranz) über Geburten bis hin zu Begräbnissen. Er wirkt spirituell reinigend, hält alles Negative fern und hilft einem beim Schritt in einen neuen Lebensabschnitt.

Körperlich wirkt Rosmarin anregend, er wärmt den Körper (ideal für Frauen, die ständig frieren), wirkt desinfizierend, reinigt und stärkt von innen. Rosmarintee kann als Kaffee-Ersatz getrunken werden, er fördert die Libido, stärkt das Hirn, kurbelt den Kreislauf an und verbessert die Durchblutung. Wer zu hohen Blutdruck hat, sollte ihn daher eher sparsam einsetzen und als Heilkraut meiden, das gilt auch für Schwangere. Bei Gicht und Rheuma können Rosmarinanwendungen die Beschwerden von außen lindern.

Seelisch wirkt Rosmarin wie ein Stützkorsett, er hilft einem, zerfaserte Gedanken wieder zusammenzuziehen und die innere Mitte zu finden. Egal ob Liebeskummer, Stress, Überforderung oder belastende Situationen: Mit Rosmarin findet man die innere Mitte wieder, den eigenen Standpunkt und die Wege, die man gehen will.

Rosmarinbad

Nach dem Training, um Muskelkater vorzubeugen, aber auch nach emotionalen Anstrengungen und wann immer man sich entspannen und wärmen möchte, ist ein Rosmarinbad eine gute Idee. Es gibt fertige Badezusätze zu kaufen (bei der Zutatenliste auf der Packung darauf achten, dass sie wirklich Rosmarin enthalten), man kann sie aber auch schnell selbst machen.

Dafür gibst du auf einen Becher süße Sahne fünf Tropfen ätherisches Rosmarinöl (du kannst auch etwas mehr nehmen, ich dosiere die Rezepte immer am unteren Rand, weil viele Leute empfindliche Haut haben) und beides gut vermischt ins warme Badewasser. Dieses Bad ist hautpflegend und auch bei Verspannungen und zur Lockerung der Muskeln eine gute Sache.

Es heißt oft, dass man Rosmarinbäder nicht direkt vor dem Schlafengehen nehmen soll, weil sie zu anregend wären. Das lässt sich so pauschal nicht sagen, manchmal ist das Bad sogar das Beste, was man tun kann, um hinterher gut gewärmt einzuschlafen.

Rosmarinöl

Für das Rosmarinöl gibst du ein paar Zweige Rosmarin in ein Öl deiner Wahl (zum Beispiel Sonnenblume, Mandel, Jojoba oder duftneutrales Babyöl) und lässt es in einem Gefäß mit weitem Hals an einem warmen Ort stehen, abgedeckt mit einem Sieb oder Tuch. (Das Verfahren wird im zweiten Teil dieses Kapitels noch einmal unter »Ölauszug mit frischen Kräutern« beschrieben.) Es hilft als Einreibung bei Muskelschmerzen, Neuralgien, kalten Füßen und allgemein zur Durchblutungsförderung.

Auch als Kur für einen schönen, starken Haarwuchs kann es angewendet werden. Dafür gibt man das Öl ins Haar, massiert es gut in die Kopfhaut ein und lässt es dann ein bis zwei Stunden oder über Nacht einwirken, bevor es ausgewaschen wird. Natürlich kann man dieses Rosmarinöl auch in der Küche verwenden. Das ist ja gerade das Schöne an den alten Rezepturen. Während wir heute für alles und jedes ein Extramittelchen haben, war es früher eine Selbstverständlichkeit, mit einfachen, guten Zutaten möglichst viele Bereiche abzudecken.

Salbei
(Salvia officinalis)

Salbei gehört zu den mediterranen Einwanderern, die über die Klostergärten den Weg in die heimische Kräuterapotheke fanden. Der Name des Salbeis kommt vom lateinischen Wort *salvare*, also heilen.

Salbei war und ist eine der ganz großen Heilpflanzen. Allerdings will er (wie alle starken Heilkräfte) mit Bedacht eingesetzt werden, denn Salbei enthält Thujon. Für Schwangere ist er als Heilkraut nicht geeignet, alle anderen sollten im Hinterkopf behalten, dass man nicht mehr als vier bis sechs Blätter am Tag zu sich nehmen sollte, und auch das nicht ununterbrochen. Im Grunde muss man nur seinen Instinkt einschalten: Zu viel Salbei wird einem ganz von selbst unangenehm.

In Maßen genossen ist er ein wunderbares Heilkraut gegen Erkältungen und speziell Husten und Halskratzen, das reinste Sängerkraut also. Ich musste bei einem Konzert einmal sehr schmunzeln, als die Sängerin dem Publikum zwischen zwei Songs mitteilte, sie müsse erst mal einen Schluck Salbeitee trinken. Salbei beflügelt zudem das Hirn und unterstützt einen in Zeiten, in denen mal viel lernen muss, während Prüfungen und anstrengenden Aufgaben.

Durch seine desinfizierende Wirkung ist Salbeitee auch bei Zahnfleischbeschwerden eine gute Wahl, wobei bei Entzündungen am Zahnfleisch die gute alte Myrrhetinktur einfach unübertrefflich ist. Man bekommt sie immer noch in jeder Apotheke und auch in manchen Drogerien.

Salbei wirkt sowohl gegen Bakterien als auch gegen Viren. Als Waschungen oder in (Fuß-)Bädern hemmt er übermäßiges Schwitzen, wobei man ihn für eine solche Kur ruhig zusätzlich als Tee trinken kann.

Räuchern mit Salbei

Getrockneter Salbei gehört zu den beliebtesten Räucherkräutern und ist auch noch selbstentzündlich, man braucht also keine Räucherkohle oder ein Stövchen. Durch die leicht wollige Konsistenz muss man ihn nur kurz anzünden, dann die Flammen ausblasen und er verglimmt von selbst. Man kann ihn auch mit anderen Kräutern mischen, die er mit verglimmen lässt, da muss man einfach experimentieren, welches Mischungsverhältnis das Richtige ist.

Da Salbeirauch sehr intensiv duftet, braucht man (in Innenräumen) gar nicht mal viel davon. Er unterstützt auch verräuchert beim Lernen und bei geistiger Arbeit aller Art, reinigt die Räume von allem Negativen und strahlt eine große Heilkraft aus.

Wenn in meinem Haushalt jemand krank ist, wird erst einmal die komplette Wohnung mit Salbei ausgeräuchert und anschließend werden die Fenster geöffnet, damit der Rauch und mit ihm alles Schlechte abziehen kann. Ich mische ihn meist mit Rosmarin und aromatischen Harzen wie Copal oder Elemi, da mir der Salbeiduft allein zu rauchig riecht. Mach das immer so, wie es für dich angenehm ist, du kannst alles variieren, anpassen und so zurechtmachen, dass es für dich eine runde Sache wird.

Schlüsselblume
(Primula veris)

Die Schlüsselblume ist eine Elfenpflanze, angeblich sollten zauberhafte Damen sie umschwirren, die einem den Schlüssel zu verborgenen Schätzen verleihen konnten. Wenn das keine schöne Aussicht ist!

In Deutschland steht die Schlüsselblume unter Naturschutz, du kannst sie aber selbst im Garten anbauen oder beim Kräuterhändler deines Vertrauens kaufen. Sie schließt die Nebenhöhlen auf und öffnet die Nase, wenn bei einer Erkältung der Schleim nicht richtig abfließen kann. Bei Beschwerden in diesem Bereich ist sie die erste Wahl.

Aber auch emotional wirkt die Schlüsselblume öffnend und reinigend, sie gilt als Pflanze, die ein leichtes Herz macht, wird bei Verstimmungen und Niedergeschlagenheit verwendet. In diesem Bereich gehört sie zu den Pflanzen, die nicht müde machen, man kann sie also auch tagsüber verwenden und nicht nur abends.

Schlüsselblumen-Sirup

Dieser Sirup ist wunderbar in Mineralwasser, Sekt und Bowlen, für hausgemachtes Eis, in Milchschaum auf dem Kaffee oder was auch immer dir damit einfällt.

Das Grundrezept ist ganz einfach, man nimmt 1 kg Zucker sowie 1 l Wasser und erhitzt beides zusammen im Topf, bis es kocht. Dann ganz leicht köcheln lassen, bis es eine sirupartige Konsistenz hat, etwas dickflüssiger als Wasser. Zieh den Topf vom Herd und rühre zwei unbehandelte Zitronen (in Scheiben geschnitten) und zwei Handvoll Schlüsselblumenblüten hinein. Lasse das Ganze mit geschlossenem Deckel abkühlen, danach bleibt der Sirup drei Tage an einem kühlen Ort stehen (keine Sorge, der Zucker konserviert) und kann anschließend abgeseiht und in Flaschen gefüllt werden. Er wird im Kühlschrank aufbewahrt.

Thymian/Quendel
(Thymus-Arten)

Die Wildform des Thymians heißt Quendel und beide werden in der Volksheilkunde identisch verwendet.

Thymian ist eine große Hilfe bei Erkältungen und hartnäckigem Husten, er lässt den Schleim abfließen und sorgt dafür, dass man die Erkältung möglichst schnell wieder loswird. Da er krampflösend wirkt, wird er auch gegen Regelschmerzen eingesetzt sowie unterstützend bei Geburten und traditionell auch nach der Niederkunft, als schützende Pflanze, die alles Negative von Mutter und Kind abwehrt und die Lebensgeister der beiden stärkt. Da er regelfördernd wirkt, sollte er während der Schwangerschaft nicht als Heilpflanze zum Einsatz kommen, sondern erst, wenn es soweit ist.

Thymian ist ein Wohnort der Feen, er war auch als Kraut der Venus bekannt, die als weibliche Gottheit im Volksglauben oft so etwas wie die Anführerin der Feen war, ähnlich der Holle mit ihren kleinen Begleitern. Er fördert die Verdauung, bringt aber auch den Stoffwechsel in Schwung und ist damit eine gute Wahl, wenn man sich einen Kater eingefangen hat oder den Körper nach der Einnahme starker Medikamente wieder in Balance bringen will. In Thüringen (und interessanterweise auch im afroamerikanischen Hoodoo – wer weiß, welchen Weg das Wissen mit den Auswanderern genommen hat) gilt er auch als hilfreich, um zu Geld zu kommen.

Die große Kräuterfrau Maria Treben empfahl Thymian bei schmerzhaften Neuralgien, aber auch als Unterstützung bei Lähmungen, multipler Sklerose, Rheumatismus und nach Schlaganfällen, um wieder auf die Beine zu kommen. Er ist also auch ein Kraut für die harten Fälle im Leben. Man kann es auf die Formel bringen: Thymian belebt und ordnet den Körper.

Thymianbad gegen schmerzende Glieder

Für ein Thymianbad setze einen großen Topf Wasser auf und lass das Wasser aufkochen, dann zieh den Topf vom Herd, gib eine Tasse getrockneten Thymian hinein und verschließe den Topf mit einem Deckel. Lass ihn so eine Viertelstunde ziehen, danach kann das Kraut abgeseiht werden und der so entstandene Badezusatz kommt ins Badewasser. Man badet etwa 20 Minuten, danach sollte man sich nicht abtrocknen, sondern einfach warm einpacken in ein altes Shirt und warme Decken und noch ein bisschen »nachdampfen«.

Walnussblätter
(Juglans regia)

Walnussblätter duften in frischem Zustand unvergleichlich süß, krautig und aromatisch. Sie werden in der Naturheilkunde für Spülungen, Umschläge und Bäder verwendet, wenn die Haut leidet, zum Beispiel bei Akne, aber auch bei juckender Haut, Ausschlägen und schuppigen Hautproblemen. Dafür wird ein Tee gekocht, der anschließend abkühlen darf, bis er lauwarm ist; danach legt man ein mit dem Tee getränktes Baumwolltuch für eine Viertelstunde auf die betroffene Region auf.

Für ein Walnussblätterbad setzt man einen großen Topf Wasser auf, gibt eine kleine Tasse der Blätter hinein und lässt sie aufkochen, danach vom Herd ziehen, abkühlen lassen, abseihen und ins Badewasser geben.

Walnussblättertee hilft aber auch gegen innere Entzündungen, reinigt den Darm und verleiht von innen neue Kraft. Durch die darmreinigende Wirkung ist er auch hautreinigend. In der Kräuterheilkunde gilt: Stimmt im Außen, also auf der Haut, etwas nicht, stimmt auch innerlich etwas nicht, weshalb es nichts bringt, nur das Außen zu behandeln. Der Körper ist ein Ganzes.

Aufgrund der reichlich enthaltenen Gerbstoffe wirken Walnussblätter adstringierend und helfen gegen Pilze und Bakterien. Auch gegen Schuppen, Kopfschorf und Kopfhautjucken ist eine Spülung mit lauwarmem Walnussblättertee nach der Wäsche sehr effektiv, allerdings nicht auf sehr hellem Haar, da er leicht dunkel färbend wirken kann.

Walnüsse selbst gelten seit alter Zeit, wie alle Nüsse, als Symbole der Fruchtbarkeit (der Kern gut beschützt in einer festen Hülle, das erinnerte an den Bauch einer schwangeren Frau). Bis heute gibt es den Glauben, dass nach einer reichlichen Walnussernte im nächsten Jahr viele Kinder zur Welt kommen. Ob das mit den Inhaltsstoffen der Nuss zusammenhängt? Eine Frau mit Kinderwunsch kann es versuchen und regelmäßig ein paar Nüsse verzehren, es schadet bestimmt nicht.

Walnussschnaps für die Haut

Nimm ein verschließbares Glas (Einweckgläser eignen sich gut) und gib klein geschnittene frische grüne Walnussfrüchte (bevor sie reif sind, wenn sie noch in ihrer grünen Schale stecken) hinein. Übergieße sie mit klarem Schnaps wie zum Beispiel Wodka oder Korn und lass das Ganze zwei Wochen lang stehen. Die Flüssigkeit wird währenddessen immer dunkler. Danach seihe die Flüssigkeit durch und fülle den so entstandenen Walnussschnaps ab. Mit Wasser verdünnt eignet er sich ausgezeichnet für Kompressen und Waschungen bei Akne, unreiner Haut, Hautentzündungen und dergleichen. Ideal ist ein großzügiger Spritzer davon ins Waschwasser und dann das Gesicht damit waschen, möglichst ohne Seife oder irgendetwas anderes, nur das Wasser und der Walnussschnaps.

Das ist generell eine wichtige Grundregel: Viele Hautbeschwerden verschwinden ganz von selbst, wenn man auf scharfe Tenside in Seifen und Duschbädern verzichtet. Ersatzweise können auch Heilerde, eine milde Gesichtsreinigungsmilch oder Rasul als Duschbad verwendet werden, die reinigend wirken, ohne die Haut aus dem Gleichgewicht zu bringen. Oft bessern sich Hautprobleme auch, wenn man auf Babyshampoos und -duschbäder umsteigt. Wer keine Probleme hat, muss natürlich nichts umstellen, aber wenn du ein Hautleiden hast oder wenn deine Haut trocken und sensibel ist, dann probiere es einmal. Es gibt kein Allheilmittel, jedes Leiden hat seine individuelle Ursache, aber es ist schon bemerkenswert, dass wir erst die Haut mit Duschbad & Co. aggressiv entfetten und sie anschließend mit Lotionen und Cremes wieder halbwegs fit zu kriegen versuchen. Die Haut kann sehr gut für sich selbst sorgen, wenn wir sie nur machen lassen. Sauberkeit ist wichtig, aber die Wahl der Mittel ist entscheidend, damit man sich frisch fühlt, ohne die Haut mit chemischen Keulen zu belasten, egal wie »feuchtigkeitsspendend«, »sanft« oder »pflegend« sie in der Werbung genannt werden.

Das gilt übrigens auch fürs Gesicht. Verwende nach Möglichkeit nicht jeden Tag Gesichtscremes. Die Werbung redet uns natürlich ein, dass wir ohne deren tägliche (und möglichst auch noch nächtliche) Verwendung binnen kürzester Zeit wie ein zusammengefallenes Soufflé aussehen. Das ist logisch, schließlich wollen die Konzerne Geld verdienen und sie verdienen üppig. Wenn irgendeine Industrie aus den Sehnsüchten der Menschen Geld zu machen versteht, dann die Kosmetikindustrie. Zu viel Pflege macht die Haut aber faul und kann sie irritieren, im schlimmsten Fall sogar schädigen. Die Haut ist ein Organ, das scheinen viele zu vergessen. Wir würden ja auch nicht unsere Augen, das Herz oder die Nieren zukleistern. Natürlich hinkt der Vergleich, aber man sollte sich vor Augen halten, dass die Haut zuerst einmal ein natürliches Organ ist, das seine Arbeit machen will – und kann.

Das beste Antifaltenmittel ist eine gute Durchblutung durch Bewegung, und das Blut braucht gute Nährstoffe, die durch die Nahrung aufgenommen wurden. Auch hier gilt wieder: Der Körper ist eine Einheit. Wenn einen der Spiegel das Fürchten lehrt, weil die Haut fahl ist, man ganz matt aussieht oder die Augenringe eines Pandabärchens hat, sollte man dankbar sein, dass der Körper einem diese Signale zufunkt, dann stimmt nämlich etwas nicht. Hin und wieder hat jeder einen schlechten Tag, aber wenn das zum Dauerzustand wird, muss man mit sich ins Reine kommen und überlegen, was grundsätzlich zu ändern ist.

Weißdorn

(Crataegus-Arten)

Weißdorn ist als herzstärkende Pflanze mittlerweile wieder sehr bekannt, sodass man neben Tees auch auf bequeme fertige Rezepturen in Form von Tabletten und Co. zurückgreifen kann, was eine gute Möglichkeit ist, wenn man sich mit seinem leicht muffigen Geschmack so gar nicht anfreunden kann.

In der Heilkunde des fahrenden Volkes und auch im Alpenraum wusste man, dass die herzstärkende Wirkung nicht zuletzt emotionaler Natur ist. Weißdorn hilft allen, denen das Herz gebrochen wurde, die etwas auf dem Herzen haben oder unter Herzschmerz leiden, der Volksmund ist da wie so oft sehr genau in seinen Begrifflichkeiten. Neben Lindenblüten ist Weißdorn der Pflanzenhelfer Nummer eins, wenn man an (Liebes-)Kummer leidet.

Weißdorn stabilisiert den Kreislauf, wobei er sowohl zu niedrigen als auch zu hohen Blutdruck ausgleicht, das heißt: Er sorgt für das richtige Maß. Dafür muss die Pflanze regelmäßig eingenommen werden. Weißdorn gehört also zu den Pflanzen, mit denen man eine längere Kur macht und die ihre Wirkung schrittweise aufbauen. Dadurch ist er auch für Probleme geeignet, die nicht akut sind, aber unterschwellig an einem knabbern. Sagen wir es so: Er reinigt das Herz, aber er putzt nicht in einem Wisch durch, sondern nimmt sich sehr gewissenhaft eine Ecke nach der nächsten vor.

Die emotional entspannende (nicht müde machende) Wirkung von Weißdorn hilft auch bei Schlafstörungen, ganz besonders wenn sie darauf basieren, dass man im Bett liegt und grübelt und dadurch einfach keinen Abschluss des Tages findet.

In alten Zeiten gehörte Weißdorn zu den zauberabwehrenden Pflanzen, gleichzeitig war er ein Wohnsitz der guten Feen.

Wenn ein Kind Schlafstörungen oder Albträume hat, schützt ein kleines Büschel Weißdorn am Bett. (Erwachsene können es natürlich auch versuchen.) Am besten sucht man ihn gemeinsam, Kinder lieben solche Aktionen und sie geben ihnen das gute Gefühl, nicht hilflos ausgeliefert zu sein, sondern selbst etwas tun zu können. Wenn ein Baby viel schreit und schreckhaft ist, wurden solche Weißdornbüschel ebenfalls benutzt, unsere Vorfahren deuteten das Schreien und die Schreckhaftigkeit als Zeichen für den Einfluss böser Feen. Ich denke nicht, dass wir unreflektiert in die Vergangenheit zurückfallen sollten, aber ein kleines Weißdornbüschelchen schadet nicht und vielleicht hilft es, es fällt einem jedenfalls kein Zacken aus der Krone, wenn man es mal ausprobiert.

Wer Glück brauchte, flocht früher gerne ein paar Haare und/oder Stofffetzen aus einem getragenen Kleidungsstück in einen Weißdornbusch, als Zeichen an die Feen, dass man Unterstützung braucht.

Weißdornbüschelchen

Um Weißdorn zu finden, brauchst du lediglich offene Augen, er wächst manchmal sogar in Parks mitten in der Stadt. In der Blütezeit im Mai bis Juni erschnuppert man ihn sofort an seinem typisch muffig-aromatischen Duft. Ein bisschen Mandel, ein bisschen Rose (er gehört zu den Rosengewächsen), ein bisschen Aas. Man sieht den Busch und denkt: ach, wie hübsch. Man kommt näher und die Nase sagt: oha! Dann weiß man, dass man richtig ist. Schneide dir ein Sträußchen der Zweige ab, das muss nicht viel sein, in der Volksmagie wurden oft etwa fingerlange Ästchen verwendet, wenn es darum ging, sich die guten Kräfte der Bäume nach Hause zu holen. Verschnüre dein Sträußchen mit weißem Band und hänge es über dein Bett oder das deines Kindes. Wenn das keine Option ist, weil es nicht passt oder du dich nicht lange vor anderen erklären möchtest, kannst du das Sträußchen unter die Matratze legen oder (noch diskreter) in die Füllung eines Kissens einarbeiten, das du auftrennst und danach wieder vernähst.

Nehmen wir an, du hast trotz aller Bemühungen keinen Weißdorn finden können oder tatsächlich nicht die Zeit oder den Nerv dafür, das kann ja vorkommen. Dann besorge dir getrockneten Weißdorn, am besten Blätter und Blüten gemischt, und fülle ihn in ein weißes Säckchen, etwa so viel, dass du es mit der Hand gut umschließen kannst. Verschnüre das Säckchen mit weißem Band und verfahre damit dann genauso wie bereits beschrieben.

Zinnkraut/Schachtelhalm
(Equisetum arvense)

Schachtelhalm ist das Haut-Haare-Nägel-Kraut schlechthin; reich an Mineralien unterstützt er das Haarwachstum, enthält reichlich Kieselsäure und ist als Saturnpflanze natürlich auch eine Wohltat für Knochen und Gelenke. Er wirkt nicht über Nacht, er baut langfristig auf, das muss man wissen, wenn man mit dieser Pflanze arbeitet. Auch bei Osteoporose, Gicht, Sportverletzungen oder Bandscheibenproblemen kann er unterstützend zum Einsatz kommen.

Er wirkt zudem entgiftend und entwässernd. Früher sagte man: Schachtelhalm nimmt den Druck von den Nieren, womit gemeint war, dass er emotional entspannt. (Etwas geht einem an die Nieren – dieses »Etwas« spült er aus dem Körper.) Schachtelhalm bringt dich in Balance, wenn du dich zerfasert fühlst und in Situationen steckst, in denen du nicht weißt, was zuerst anpacken. Er hilft gegen Nervosität, Ängste und Stresssymptome. Auch wenn Schachtelhalm nicht mit einem entspannenden

Duft oder einem schmeichelnden Aroma auftrumpfen kann, ist er eine Seelenpflanze, weil er Druck rausnimmt.

Anwendung

Du kannst Schachtelhalm zu Puder mahlen oder als Pulver kaufen und hin und wieder einen halben Teelöffel davon zu dir nehmen. Wenn du ihn als Tee trinken willst, empfiehlt es sich, die Pflanze auszukochen. Nur kochendes Wasser darüber zu schütten löst die Inhaltsstoffe nicht so gut wie auskochen. Lass einen Teelöffel pro Tasse etwa zehn bis fünfzehn Minuten bei kleiner Hitze kochen. Du siehst das dann schon an der Flüssigkeit, die kräftig grün wird. Am besten trinkt man den Tee als Kur – dreimal täglich eine Tasse. Da die wenigsten von uns die Zeit haben, dreimal am Tag eine Viertelstunde lang Tee zu kochen (obwohl das eine tolle Entspannungsübung wäre), ist eine Thermoskanne das Mittel der Wahl, es gibt auch kleine Modelle, die man bequem überall mit hinnehmen kann, da muss man sich nur zu helfen wissen.

Hier nun die angekündigten allgemeinen Hinweise für die Zubereitung von Pflanzen:

Tee

Man nimmt einen gehäuften Teelöffel des jeweiligen Krauts auf eine Tasse und lässt den Tee sieben bis zehn Minuten ziehen. Wenn man mit einer duftenden Pflanze arbeitet, deren ätherische Öle für die Wirkung wichtig sind (wie zum Beispiel Lavendel, Rosmarin, Thymian oder Lindenblüten), sollte die Tasse abgedeckt werden. Der Tee muss nicht abgedeckt werden, wenn man mit Pflanzen arbeitet, die nicht duften (wie etwa Zinnkraut, Eichenrinde, Ringelblume).

Salbe und Ölauszug mit trockenen Kräutern

Auf 250 g Salbengrundlage (zum Beispiel Vaseline, Sheabutter, Butterschmalz) oder 250 ml Öl (Mandelöl, Kokosöl und dergleichen) kommen 30 g getrocknetes Kraut. Sie werden zwei Stunden lang im Wasserbad behutsam erhitzt und danach abgeseiht und abgefüllt. Auf Wunsch kann noch etwas duftendes ätherisches Öl hinzugegeben werden, sobald die Salbe fast erkaltet ist. Man lagert sie kühl und dunkel.

Ölauszug mit frischen Kräutern

Man gibt die frischen Kräuter in ausreichend Öl (etwa 60 g auf 250 ml Öl oder nach Augenmaß) in ein Gefäß mit weitem Hals. Das Gefäß wird nicht mit einem Deckel, sondern mit einem sauberen Tuch oder einem Sieb abgedeckt; die Mischung muss atmen können, damit der Saft aus den Kräutern verdunsten kann, sonst fängt es unter Umständen an zu schimmeln. Die Kräuter sollten etwa zwei Wochen im Öl verbleiben; während dieser Zeit muss das Gefäß im Warmen stehen. Zeigen sich weißliche Schlieren, muss es kurz erwärmt werden (Heizung, Föhn), bis das Öl wieder klar ist. Diese Ölauszüge sind sehr aromatisch und bei Basilikum & Co. auch in der Küche gut zu gebrauchen.

Ätherische Öle

Wie bereits erwähnt sollten ätherische Öle sorgfältig ausgewählt werden; es sind hochkonzentrierte Substanzen, die in der Natur in dieser Form nicht vorkommen, sondern sich auf die ganze Pflanze verteilen. In der Duftlampe sind die meisten Öle ungefährlich, es gilt aber grundsätzlich, dass man sich vorher belesen sollte, und zwar am besten aus mehreren Quellen, bevor man die ausgewählte Essenz zum Einsatz bringt.

Wer wegen des offenen Feuers oder aus anderen Gründen keine Duftlampe verwenden will, muss sich meist mit im Handel erhältlichen Duftsteinen begnügen, die ihrem Namen nicht immer Ehre machen. Versuche es einmal mit Kork, zum Beispiel mit Korkuntersetzern oder dünnen Korkplatten aus dem Bastelbedarf, die man wie ein Duftbäumchen aufhängen kann. Kork gibt den Duft sehr schön ab und kostet nicht viel. Solche selbst gemachten Korkhänger können auch mit Zedern- oder Lavendelöl versehen im Kleiderschrank gegen Motten zum Einsatz kommen.

Bad

In der traditionellen Heilkunde gilt: Kräuter werden auch über die Haut aufgenommen.

Für ein Kräuterbad gibst du zwei Hände des getrockneten Krauts auf einen großen Topf kochendes Wasser (etwa 3 l), ziehst ihn dann vom Herd und lässt das Ganze eine Viertelstunde (mit einem Deckel gut verschlossen) ziehen, bevor du es ins Badewasser gibst. Es werden keine weiteren Zusätze verwendet, man badet etwa 20 Minuten, das Wasser sollte einem dabei nicht höher als bis zum Herzen stehen.

Wenn du eher knorrige Zutaten verwenden willst (Wurzeln, Zinnkraut, Eichenrinde), koche sie zehn Minuten aus, ziehe den Topf dann vom Herd und gib, wenn gewünscht, erst dann zartere Pflanzen dazu, um sie mit durchziehen zu lassen. Das muss man sinnvoll kombinieren: Während etwa der vergleichsweise zarte Basilikum oder duftende Blüten nach zehn Minuten im kochenden Wasser ihre Duftstoffe in die Luft verdunstet hätten, schadet es dem harten Zinnkraut gar nichts, wenn es ausgekocht wird, im Gegenteil, dann lösen sich seine Wirkstoffe erst richtig.

Räucherung

Gib die ausgewählten getrockneten Pflanzenteile auf eine Räucherkohle oder ein Räucherstövchen und lasse sie verglimmen.

Man braucht übrigens nicht immer gleich das volle Equipment, du kannst auch ein Stückchen Alufolie über eine Kerzenflamme halten. Verwende erst einmal nur eine Messerspitze voll, nachlegen kannst du immer noch. Räucherungen bieten sich neben der allgemeinen Reinigung auch an, um symbolisch den Krankheitsgeist auszuräuchern und damit zu vertreiben.

Amulett

In alten Kräuterbüchern liest man ganz selbstverständlich, dass dieses Kraut um den Arm, jenes ums Bein zu binden und wieder ein anderes am Busen zu tragen ist. Dem liegt das alte Verständnis von Kräutern zugrunde: nicht nur als Wirkstoffe, die man sich einverleiben muss, um etwas zu spüren, sondern auch als Pflanzenwesen, die durch ihre eigene Persönlichkeit wirken.

Trage sie in einem Säckchen bei dir oder in ein Tuch eingeschlagen, zum Beispiel im BH, der Hosentasche oder der Handtasche. Grundsätzlich gilt: je näher am Körper, desto besser, falls möglich auch direkt auf der Haut.

Man kann ein Heilkraut, zu dem man eine besondere Verbindung hat, im Alltag auch unter einem Pflaster am Körper festkleben, wenn es besonders diskret sein muss und beispielsweise die Arbeitskleidung kaum Spielraum lässt.

In früheren Tagen wurden Wurzeln und Co. manchmal in Gold oder Silber gefasst und als Anhänger getragen. Wenn das nicht machbar ist, trage sie einfach so nahe wie möglich bei dir, da muss man pragmatisch sein, und es ist schwer vorstellbar, dass für einen wohlgesonnenen Pflanzengeist ein paar Zentimeter Entfernung eine unüberwindliche Hürde darstellen.

Spirituelle Möglichkeiten

Man kann mit Pflanzen auch auf der rein spirituellen Ebene arbeiten, zum Beispiel indem man vor einer Pflanze oder einem Foto von ihr meditiert. Nicht immer erhält man gleich eine Rückmeldung, manchmal bekommt man erst später Botschaften, auch im Traum oder in Form bedeutungsvoller Zufälle. Das darf man sich nicht so linear vorstellen, nach dem Motto: Jetzt muss gleich etwas passieren. Sieh es lieber so: Wenn du dich hinsetzt und innerlich Kontakt zur Energie dieser Pflanze aufnimmst, öffnest du damit eine Tür. Das heißt aber noch lange nicht, dass gleich jemand hindurchgeht, auch wenn das hin und wieder passieren kann. Alles braucht seine Zeit, und wenn du mit mehreren Pflanzen arbeitest, wirst du feststellen, dass manche von ihnen schnell greifbar werden, während andere lange schweigen. Habe Geduld mit dir und den Pflanzenspirits.

Im Alltag heißt es bei den meisten von uns: Alles muss schnell gehen und es muss perfekt sein, Fehler sind nicht erlaubt und Verzögerungen noch viel weniger. Das muss man erst mal ablegen, wenn man anfängt, auf der inneren Ebene zu arbeiten, und nicht immer fällt es leicht, über diesen Schatten zu springen. Lass dich nicht verunsichern, wenn es nicht gleich klappt, übe mit spielerischem Ernst, so nenne ich das gerne: Ernst, weil es einem ernst damit ist, und spielerisch, weil diese Herangehensweise den Weg ebnet und all die hinderlichen Perfektionsansprüche ausschaltet, die wir von klein auf verinnerlicht haben.

Eine weitere Möglichkeit, sich Pflanzen anzunähern, besteht darin, sie zu malen oder zu zeichnen. Nach meiner Erfahrung ist das eine der tiefgehendsten Möglichkeiten, weil die Hände die Energie einer Pflanze noch einmal ganz anders übersetzen, als wir das vom Kopf her tun. Du musst dafür nicht malen »können«. Vergiss diesen Gedanken für einen Moment und gehe davon aus, dass du in deinem künstlerischen Ausdruck völlig frei bist. In Wirklichkeit sind wir das alle, wir trauen uns bloß nicht, über die lächerlichen Bewertungen, was angeblich »schön« und was »hässlich« ist, zu lachen und einfach zu tun, was uns Spaß macht.

Du meinst, du malst wie eine 6-Jährige? Wo ist das Problem? Hast du mal gesehen, was Kinder für schöne Bilder malen? Der Maler Wassily Kandinsky hat Jahre seines Schaffens darauf verwendet, Kinderzeichnungen zu studieren. Franz Marc stellte seine Bilder neben Kinderbildern aus und Paul Klee ließ sich von den Zeichnungen seines kleinen Sohnes inspirieren. August Macke fragte, ob »Kinder nicht Schaffende« sind, »die direkt aus dem Geheimnis ihrer Empfindung schöpfen?«. Und da ist er genau bei dem Thema, auf das wir auch hinauswollen: aus dem Geheimnis der Empfindungen schöpfen, um Unsichtbares sichtbar zu machen, ihm eine Sprache zu geben, die aber nicht aus Worten, sondern aus Farben und Formen besteht.

Du kannst die Energie einer Pflanze abstrakt darstellen, zum Beispiel in Farbverläufen, du kannst sie als Collage kleben oder mit Bleistift kritzeln. Wenn du Hemmungen hast, besorge dir Fingermalfarbe und Packpapier und arbeite damit. Denke daran, wie glücklich Kinder damit sind, und dann lege los.

Du musst deine Bilder niemandem zeigen, niemand hat das Recht, sie zu bewerten. Wenn du dein Bild nicht gelungen findest, behalte es trotzdem noch ein paar Tage, wirf es nicht gleich weg. Es geht hier nicht um vermeintliche Schönheit, um detailgenaue Abbildungen oder exakte Proportionen. Es geht um ein energetisches Bild der Pflanze, das ist etwas völlig anderes. Denke an die Zeichnungen von Schamanen und Schamaninnen, an Stammeskunst und Höhlenmalereien. Aber nur als erste Inspiration, kopiere nichts, sondern mache dein eigenes Ding. Was auch immer kommt, ist in Ordnung. Wenn du es im ersten Moment nicht gelungen findest, warte ein wenig, bis dein Blick darauf weicher wird und du erkennen kannst, dass es doch etwas zu sagen hat. Die Kunst besteht darin, es so stehen lassen zu können, wie es ist.

Das bedeutet auch, es nicht zugrunde zu analysieren. Wenn dir durch das Bild etwas klar wird: klasse. Wenn du dadurch Dinge über die Pflanze erfährst, die du vorher nicht wusstest: wunderbar. Aber zerpflücke es nicht, das ist keine Psychoanalyse, sondern schamanisches Malen. Es geht nicht um deine Befindlichkeiten, sondern darum, einen weiteren Ausdruck für das, was du in einer Pflanze wahrnimmst, zu finden: über den Körper und die Hände. Wenn du anfangs Probleme hast, dich darauf einzulassen, nimm dir erst einmal nur fünf Minuten vor. Das ist ein kleiner Trick, um die kritische Stimme im Kopf auszuschalten. Nach fünf Minuten ist man meist schon im Schaffensfluss oder zumindest viel zu neugierig geworden, um nicht weiter zu probieren.

Magische Steine und mehr

Wir können heute aus einer großen Fülle von Steinen schöpfen, doch auch unsere Vorfahren hatten in Sachen Heilungsarbeit und Schutz ihre Lieblinge unter den Steinen. Wenn wir diese Steine näher betrachten wollen, müssen wir uns ein Stück weit in ihre Zeit zurückversetzen. Damals konnte man nicht einfach so in einen Laden gehen oder online shoppen und einfach den Stein kaufen, den man wollte. Die Steine waren etwas Besonderes und dieses Besondere erleichterte sicher auch die heilende Arbeit mit ihnen. Es war nicht alles jederzeit verfügbar und genau deshalb wusste man es wertzuschätzen. Oftmals wurden magische Steine (die nicht selten als Schmuck gefasst wurden) über Generationen vererbt, was ihnen zusätzliche Kraft verlieh. Was der Großmutter schon geholfen hat, das wird mir auch helfen – da gehen ganz andere Türen im Kopf auf als bei einem anonymen Stein aus dem Laden. Viele magische Anleitungen aus früheren Zeiten betonen, dass es möglichst ein Erbgegenstand sein soll, den man verwendet.

Wir haben es in der Hinsicht schwerer als unsere Vorfahren. Zwar können wir alles ziemlich leicht erwerben, wenn das nötige Kleingeld da ist, aber genau das macht es auch so schwierig: Was ohne Weiteres verfügbar ist, ist nichts Besonderes.

Ich hatte bereits erwähnt, wie wichtig innere Bilder in der Heilarbeit sind; der Kopf und das Herz wollen verzaubert werden, dann tun sich die Türen zur Selbstheilungskraft auf. Wenn in alten Zeiten ein fahrender Händler den Leuten die tollsten Geschichten über den Ursprung der Steine, die er feilbot, erzählte, tat er ihnen damit einen Gefallen. Denn die Leute (die damals sicher auch nicht alles geglaubt haben, aber immerhin gut unterhalten waren) kamen dadurch ins Träumen und schlossen den Stein wirklich ins Herz. Wir würden sagen: so ein Scharlatan! Von wegen die Steine sind aus dem Schatz einer indischen Prinzessin. Die kommen aus einer Mine in Brasilien, ich lasse mich doch nicht veräppeln.

Man muss allerdings zugeben, dass auch wir uns noch ganz gern veräppeln lassen und träumen wollen, zum Beispiel beim hochgepriesenen Himalajasalz, das oft aus Polen kommt und ganz normales Steinsalz ist, welches lediglich zwanzigmal mehr kostet als das handelsübliche Salz. Manche werden einwenden, dass es ihnen aber sehr wohl etwas bringt und genau da haben wir den angesprochenen Punkt: Wenn du etwas wertschätzt, hat das eine Rückwirkung auf dich. Verzaubern wir uns also selbst, indem wir etwas glauben, dazu wohlige, positive Bilder und Gefühle entwickeln und es wertschätzen? Ja, und das ist auch gut so. Wie man die Selbstheilungskraft aktiviert ist doch völlig schnuppe, solange es funktioniert und nicht schadet.

Viele Steine, die unsere Vorfahren verwendet haben, sind Fossilien. Auf sie stößt man schon in den frühesten Grabstätten der Menschheitsgeschichte und bei uralten Schmuckfunden immer wieder. Wenn wir heute die Arbeit mit Fosillien (wieder) aufnehmen, begeben wir uns also in einen uralten Strom des Wissens.

Natürlich gilt auch hier: Bei manchen Dingen wird die Chemie stimmen, bei anderen nicht. Das ist nicht anders als bei den Pflanzen oder sonstigen Heilmethoden. Die Überlieferungen sind das eine, aber sie stellen immer nur ein Ausschnitt der Möglichkeiten dar und letztendlich ist entscheidend, wo der

Funke überspringt und man merkt: Das passt, da kommt die Energie ins Fließen.

Versteinerte Ammoniten

(auch: Schlangenstein, Drachenstein, Götterrad)

Versteinerte Ammoniten (Abb. 1) waren aufgrund ihrer Spiral- und Schlangensymbolik beliebte Schutzsteine. Im ländlichen England und in Frankreich findet man bis heute große Ammoniten, die in Häuserwände eingelassen wurden, oder Zeichnungen an Hauswänden, die diese Symbolik aufgreifen. Als magische Amulette wurden sie bei allem benutzt, was besonderen Schutz brauchte und gut über die Bühne gehen sollte, sie waren (und sind) also auch zur Genesung eine ausgezeichnete magische Unterstützung.

Bis heute stehen sie im Ruf, bei unerfülltem Kinderwunsch helfen zu können, und gelten als eine Art Stein gewordenes Aphrodisiakum. Dazu kann man kleine Exemplare als Amulett bei sich tragen, am Bett befestigen oder auf den Nachttisch legen. Wer es diskreter braucht, kann einen Ammoniten auch unter die Matratze legen.

Im alten Ägypten wurden sie als Orakelsteine verwendet. Speziell die pyritisierten (also mit Pyrit verbundenen) Ammoniten, die bis heute als »Goldschnecken« (Abb. 16) bekannt sind, galten als Priestersteine. In vielen Kulturen haben sie eine Verbindung zur Meditation und zum Weg zur Erleuchtung. Aber auch im Alltag verfügen sie über eine starke »Da-geht-mir-ein-Licht-auf«-Energie. Bei Unklarheiten aller Art, wenn man seinen Weg nicht erkennt oder Ursachenforschung betreiben will, können Ammoniten eine wundervolle Unterstützung sein.

Donnerkeile

(Teufelsfinger, Belemniten, Donnerkeil, Luchsstein, Schreckstein)

Donnerkeile (Abb. 2, 3) sind die versteinerten Vorfahren der heutigen Tintenfische. Sie haben im Volksglauben eine besondere Bedeutung gegen Verhexungen und zum Schutz vor Erkrankungen allgemein und werden vor allem in Norddeutschland bis in die Gegenwart als Amulette getragen. Die Steine gelten als hilfreich gegen das Erschrecken als Krankheitsursache (wir würden von einem psychosomatischen Auslöser sprechen).

Donnerkeile sind klassische Steine zum Besprechen. Für die damalige Region Preußen, Pommern und Sachsen ist belegt, dass Ärzte sie zum Besprechen von Blasensteinen benutzten.[44] Ihre Verwendung beschränkt sich jedoch nicht darauf; in der Volksmedizin wurden zum Beispiel auch Warzen mit ihnen bestrichen, und zwar dreimal kreuzweise, am besten an einem Donnerstag oder Sonntag.

Man kann Donnerkeile bei vielfältigen Beschwerden nutzen, um diese damit wegzustreichen und die Stelle anschließend mit drei kreuzweisen Bewegungen zu versiegeln. Der Stein unterstützt so die heilende Kraft der Hand.

Wie immer gilt auch hier: Einfach das nachzumachen, was unsere Vorfahren getan haben, muss nicht zum Ziel führen. Wir sollten die alten Überlieferungen als Inspiration betrachten, aber nie vergessen, im Hier und Heute unseren Verstand und unseren Instinkt zu benutzen, um zeitgemäß mit altem Wissen umzugehen.

44 Schmidt, S. 79

Bernstein

Das Wissen um die magischen Kräfte des Bernsteins (Abb. 17) ist nach wie vor sehr lebendig. In fast jeder Drogerie bekommt man (heute wieder) für zahnende Kinder kleine Bernsteinketten, denen eine abschwellende und beruhigende Wirkung zugeschrieben wird.

Der Bernstein hat eine ausgesprochen lange Tradition; schon für die Jungsteinzeit vor etwa 13 000 Jahren belegen Funde von Figuren und Amuletten aus Bernstein dessen Beliebtheit. Er ist bis heute im Volksglauben ein echter Allrounder. Besonders gegen Erkältungskrankheiten und Infektionen, aber auch bei Magen-Darm-Beschwerden wird er gerne eingesetzt, unter anderem in Form von Räucherungen, denn Bernstein ist ein fossiles Harz. Wer den Geruch nicht mag, kann aromatische Harze oder Kräuter hinzufügen.

Wie fast alle heilenden Steine gilt auch der Bernstein als Abwehrmittel gegen den bösen Blick, der früher oft als Krankheitsursache vermutet wurde. Auch bösartige Hexerei und giftige Gedankenpfeile fängt er ab. In der heutigen Zeit treten bei der Anwendung Stresserkrankungen und psychosomatische Leiden in den Vordergrund. Bernstein ist eine gute Wahl gegen Kopfschmerzen, besonders wenn sie stressbedingt sind. Wie bereits bei den Gottheiten erwähnt, ist Bernstein ein Stein der Freya. Als gelber Sonnenstein wird er in der Volksmedizin zudem gegen alles verwendet, was mit Wärme und Sonnenkraft zu heilen ist, wie die »kalten« Erkrankungen Gicht und Rheuma, aber eben auch Erkältungen sowie ein betrübtes Gemüt.

Gagat
(Jett, schwarzer Bernstein)

Gagat (Abb. 4, auch unter dem Namen Jett bekannt) ist ebenfalls fossilen Ursprungs; es handelt sich dabei um eine Form von versteinerter Kohle. Als »schwarzer Bernstein« wurde er manchmal bezeichnet, weil er sich ähnlich wie Bernstein anfühlt. So wirklich weit liegen die beiden tatsächlich nicht auseinander, Gagat ist fossiles Pflanzenmaterial, eine Form von Kohle, während der Bernstein fossiles Baumharz ist.

Im deutschsprachigen Bereich ist er als Witwenstein bekannt, seit dem Mittelalter lässt er sich als bevorzugter Trauerschmuck nachweisen. Gagat dient aber nicht nur dem Schutz von Trauernden, sondern auch dem kleiner Kinder. Im Grunde ist Gagat ein Stein, der allen hilft, die verletzlicher sind als andere, sei es aufgrund ihres geringen Alters, besonderer Sensibilität oder der persönlichen Situation. Er ist wie ein Filter, der das Negative abhält. Zudem wird er gegen den bösen Blick, Neid und Pechsträhnen eingesetzt und schützt, was einem lieb und teuer ist. Nicht nur die Gesundheit, auch den persönlichen Besitz und die lieben Angehörigen.

Im romanischen Sprachraum kennt man die »mano figa azabache«, also die Feigenhand aus Gagat, die oft noch mit einer Perle aus glücksbringender Koralle oder anderen roten Perlen beziehungsweise rotem Band geschmückt ist und vor allem Übel schützt, eben gegen das »mal de ojo«, das Schlechte des Blicks, das bei uns böser Blick heißt. Man findet sie manchmal auch in Koralle geschnitzt. Die Germanen sollen die Figa als Glückssymbol aufgegriffen haben, im Deutschen heißt sie Neidfeige. Die Hand macht dabei eine Geste, bei der man in einer Faust den Daumen zwischen Zeige- und Mittelfinger steckt. Wie unschwer zu erkennen ist, deutet das symbolisch den Geschlechtsverkehr an und im Volksglauben galten anzügliche und sexuelle Anspielungen schon immer als apotropäisch, also zauberabwehrend. Im slawisch-russischen Bereich bedeutet diese Geste allerdings schlichtweg nur ein Nein und damit eine ganz neutrale Abwehr.

Hämatit

Der Hämatit (Abb. 6, 14) ist auch unter der Bezeichnung Blutstein bekannt, da sich das Schleifwasser des Steines rot färbt, wenn er poliert wird. Er wurde beim Besprechen von Blutungen verwendet und galt generell als Stein, der die Lebenskraft stärkt, denn was gut fürs Blut ist, ist auch gut für den ganzen Menschen.

Schlangenstein
(auch: Siegstein, Donnerstein, Götterstein, Seelenstein, Krötenstein, Seeapfel, Seeigel)

Schlangensteine (Abb. 12, 13) sind fossile Seeigel mit fünfstrahliger Zeichnung; sie können sehr unterschiedlich aussehen, manche sind zum Beispiel eher flach, andere eher spitz, und man kennt sie seit der Bronzezeit als Grabbeigabe. Sie sind daher auch Seelensteine, die mit den Kräften der Ahnen verbinden.

Als Allroundamulett waren sie bis ins 18. Jahrhundert sehr beliebt und wurden teilweise in Silber und Gold gefasst als Schmuck getragen. Die sternförmige Musterung erinnert an das Pentagramm, das als zuverlässiges Mittel gegen Albträume und Druden (Druckgeister, die einen in der Nacht ärgern, sodass man am nächsten Morgen wie gerädert aufwacht) galt und in manchen ländlichen Gegenden bis heute gilt. Schlangensteine sollen vor bösen Geistern schützen, zu denen früher auch die Krankheitsdämonen gezählt wurden.

Im Volksmund findet man auch andere Steine (zum Beispiel Ammoniten) unter der Bezeichnung Schlangenstein, lass dich davon nicht verwirren. Wenn man sich die alten Texte durchliest, fällt auf, dass der Begriff Schlangenstein fast gleichbedeutend mit »Kraftstein« oder »magischer Stein« verwendet wird, unabhängig vom tatsächlichen Stein, um den es ging. Eine mögliche Erklärung für die Beliebtheit von »Schlangen«steinen findet sich im schamanischen Weltbild. Wenn Krankheitsdämonen als Würmer im Körper gedacht werden, kann ein Schlangenstein sie ansprechen, bewegen und ausleiten helfen.

Schlangeneier, Drudenstein

Als Schlangeneier (Abb. 5, 10) sind fossile Seeigel bekannt, die strahlenförmig angeordnete kleine Buckel aufweisen. Laut Plinius waren sie die Zaubersteine der Druiden, in der ganz normalen Bevölkerung kannte man sie als Schutzsteine. »Schutz« mag uns heute manchmal etwas schwammig erscheinen: welche Anwendungsbereiche? Wie genau? Wo genau? Ich will es ganz genau, aufs Gramm, auf den Spruch, auf die Geste genau!

Mit dieser unruhigen, fordernden Haltung kommt man solchen Geheimnissen nicht auf die Spur. Sie wollen erspürt werden, brauchen liebevolle Suchende, die bereit sind zu experimentieren, ihre Antennen auszufahren und dem Gefühl zu vertrauen. Es braucht auch eine persönliche Verbindung zu den Dingen, die man benutzt. Einfach schnell alles kaufen, es dann in einen gedanklichen Setzkasten der zugeschriebenen Wirkungen einsortieren und bei Bedarf herausholen funktioniert nicht. So kann man sich die Kräfte der Steine und Fossilien nicht erschließen.

Lass dich darauf ein, spüre deinen Gefühlen nach, höre auf deine Eingebungen. Stimmt die Chemie? Kommt da überhaupt etwas rüber? Nicht jeder Stein ist für jeden gemacht, auch ein angeblicher Superstein kann einem nichts sagen, während ein schlichter Stein vom Wegesrand vor Kraft und Energie nur so strotzt. Denke nicht an Preise, Seltenheit, angepriesene Wirkungen oder dergleichen, lass dir davon nicht den Blick auf die eigentliche Kraft eines Steines vernebeln. Und bedenke auch, dass jeder einzelne Stein anders ist; mit manchen Vertretern einer Sorte wird man warm, andere bleiben kalt. Falls du mit einem Stein nicht warm wirst, mag ihn vielleicht jemand aus deinem Umfeld, der einen Draht zu ihm hat.

Es ist auch möglich, Steine wieder in die Natur zurückzubringen, wenn die Chemie nicht stimmt; so mancher Stein dankt einem die Freiheit mehr, als wenn man krampfhaft an ihm festhält. Zumal Steine nicht unbedingt weg sind, wenn man sie in die Natur bringt. Ich hatte mal einen Stein, bei dem ich gespürt habe, dass er unbedingt in einen Fluss wollte. Das fiel mir nicht leicht, weil ich ihn sehr mochte, schließlich aber habe ich ihm seinen Wunsch dann doch erfüllt. Seine unverwechselbare Energie spüre ich allerdings bis heute manchmal, so als wenn sein guter Geist kurz bei mir vorbeischaut. Wenn ich das vorher gewusst hätte, wäre es mir damals nicht so schwergefallen, ihn loszulassen.

Natternsteine

(auch: Natternzungen)

Natternsteine (Abb. 8) sind nichts anderes als fossile Haifischzähne, die man heute oft in Surferschmuck wiederfindet. Sie wehren den bösen Blick und Feinde ab (auch eine Krankheit kann in diesem Sinne ein Feind sein) und galten früher als

Amulett gegen Sprachstörungen – nomen est omen: Sie sollten die Zunge lösen. Heute wissen wir, dass es fossile Zähne sind, aber das tut der Wirkung keinen Abbruch. Der Hai ist wahrlich kein schlechter Verbündeter, um Negatives abzuwehren.

Das magische Duo: Türkis und Koralle

Türkis und Koralle (Abb. 7) spielen im magischen Schmuck eine besondere Rolle. Wobei man dieses Farbmuster nicht nur bei uns findet, auch in Nepal, Tibet, bei den Indianern oder dem fahrenden Volk haben Türkis und Koralle, also ein blauer und ein roter Stein, die zusammen getragen werden, eine besondere schützende und heilende Wirkung. Im volkstümlichen Schmuck kamen dabei manchmal auch bläuliche Malachite als Türkisersatz zum Einsatz oder es wurde mit blauen und roten Glasperlen gearbeitet.

Diese beiden Steine entsprechen den Polaritäten des Lebens, wobei blau die weibliche Farbe ist (man denke an den blauen Sternenmantel Marias) und rot die männliche (auch dieses Wissen wurde von vielen Malern aufgegriffen und im roten Umhang für Jesus über dem weißen Gewand zum Ausdruck gebracht). Ganz ähnlich findet es sich auch in der magischen Tradition wieder, mit Rot als Farbe des Mars und Blau als Farbe der Venus (neben Grün, das kommt auf die jeweilige Tradition an). Auch bei den Zigeunern ist Blau die Farbe der Frau und Rot die Farbe des Mannes, wobei Violett als ihre Einheit besonders zur Beruhigung und zum Entspannen zum Einsatz kommt.

Im Violett gleichen sich die Gegensätze aus, es ist nicht nur eine spirituelle, sondern auch eine in höchstem Maße harmonisierende Farbe. Aber alles mit Maß! Wer sich nur noch mit Violett umgeben würde, der würde vor lauter Harmonie ziemlich schnell schlaff und träge werden, wir brauchen den Ansporn des

Wechselspiels im Leben, mit allen Aufs und Abs, um wirklich lebendig zu sein.

Der Türkis steht für das Wasser, den Himmel und die Luft, die Koralle für das Blut, das Feuer und das Licht.

Türkis und Koralle wurden und werden als schützende und heilende Steine verwendet, sie funktionieren wie ein farbiges Yin und Yang, das dich wieder in deine natürliche Balance bringt. Beide Steine gelten seit vielen Jahrhunderten als zuverlässige Anzeiger, wenn mit ihrem Träger etwas nicht stimmt, dann werden sie auffallend blass oder umgekehrt: auffallend dunkel und verlieren ihren Glanz oder brechen. Wer mit Steinen arbeitet, wird solche Erfahrungen schon gemacht haben; Steine sind eben alles andere als unbelebte Natur.

Man kann mit beiden Steinen auch wunderbar über die Polaritäten des Lebens meditieren. Verwende sie möglichst zusammen und nicht einzeln. Auch wenn man manchmal den Wunsch danach hat, besonders dynamisch und stark zu sein (rot) oder sanft, harmonisch und ausgeglichen (blau), letztendlich brauchen wir immer beide Anteile, um vollständig zu sein. Bei allen chronischen oder unklaren Erkrankungen sowie bei allgemeiner Energielosigkeit und nervösen Problemen können diese beiden Steine unterstützend verwendet werden, sei es als Schmuck oder als Hosentaschensteine. Sie sollten möglichst nahe am Körper getragen werden. Im traditionellen Schmuck aus Indien oder in indianischen Traditionen sind beide Steine oft zusammen verarbeitet.

Fossile Korallen
(auch: Sternstein, Spinnenstein, Verschreistein)

Fossile Korallen (Abb. 11) wurden früher oft geschliffen angeboten; speziell die Herzform galt als wirkungsvolle Hilfe gegen das Verschreien und wurde als Gegenzauber eingesetzt, um alles

Böse zu bannen. Aber natürlich kann man sie auch in jeder anderen Form verwenden.

Aufgrund ihrer Maserung waren sie auch als Sternstein oder Spinnenstein bekannt und wurden unter anderem zum Blutstillen eingesetzt. Damit geht man heute zum Arzt, aber den guten Ruf der fossilen Korallen, gegen Hautausschläge und -probleme aller Art zu helfen, kann man auch heute noch testen. Grundsätzlich bringen diese Steine Ordnung und Struktur nicht nur ins Gewebe, sondern auch in die Gedanken.

Lochsteine/Hühnergötter

Hühnergötter (Abb. 9) sind Steine mit einem natürlichen Loch in der Mitte, die man vor allem am Meer findet. Sie sind alte Glücksbringer und wenden Schaden in jeder Form ab. Von einem Rügener habe ich gehört, dass ein alter Heilzauber darin besteht, durch das Loch hindurch die Sonne anzuschauen, das soll einen vor Krankheiten feien und bestehende Beschwerden lindern.

Kreidegestein

Kreide war früher nicht einfach nur ein weißes Gestein, sie wurde (ähnlich wie Heilerde, die aus Löß besteht) auch in Salben gerührt, die die mannigfachsten Beschwerden lindern sollten. Dabei spielte die heilende Kraft der Mineralien die entscheidende Rolle. Kreide wurde aber auch in eher magischen Heilkuren eingesetzt, um eine Grenze zu ziehen und den Erkrankten zu schützen oder Zeichen und Symbole aufzumalen, die Haus und Hof segnen sollten, so ähnlich wie man es heute noch aus vielen Gegenden von den Sternsingern kennt.

Rote Steine

Rote Steine haben seit jeher eine besondere Bedeutung in der heilenden Magie, denn Rot ist die Farbe des Lebens und wehrt nach altem Glauben alle Kräfte ab, die ihm feindlich gesonnen sind. Wobei ziemlich viele rote Dinge zum Einsatz kamen, vom kostbaren Rubin über Granat, Korallen, Karneol bis hin zu roten Glasperlen. Aber auch rote Fäden, Ketten, Stoffen, Stickereien und Bänder wurden gegen Krankheiten und zum Vorbeugen von Beschwerden eingesetzt.

Das lässt sich auch heute noch wunderbar machen: Man kann sich ein rotes Bändchen umbinden, Schmuck mit roten Steinen oder (Glas-)Perlen tragen oder bewusst rote Kleidungsstücke wählen. Die Italiener tragen rote Unterwäsche zu Silvester, weil das Glück für das neue Jahr bringt.

Wenn rot nicht unbedingt deine Farbe ist, kannst du es auch ganz dezent unter der Kleidung verstecken, auch ein kleines Bändchen am Fußgelenk wird niemandem auffallen, da muss man nur ein bisschen kreativ sein. Gerade in Zeiten, in denen man schlapp ist, nicht ganz fit, aber auch nicht wirklich krank, kann einen rot wieder auf die Beine bringen. Es ist auch eine wunderbare Farbe für die Kleinen, um sie zu behüten.

Ziegelsteine/ Mauerwerk besonderer Gebäude

Bei den roten Ziegelsteinen sind wir im Grunde schon wieder bei der Symbolik roter Steine an sich, allerdings diesmal vor allem in Form von abgeschabtem Staub. Durch den hohen Eisengehalt (der die Röte im Brennprozess bewirkt) kann tatsächlich etwas an der belebenden Wirkung dran gewesen sein, auch wenn ich heute nicht empfehlen würde, einfach so Ziegel abzuschaben und sich einzuverleiben. Solcher Staub wurde manchmal auch in Salben eingearbeitet und galt als Allroundheilmittel gegen so ziemlich jedes Gebrechen.

Auch abgeschabtes Gestein von Kirchen galt als heilkräftig, besonders wenn man es in der Nähe des Altars gewinnen konnte. In manch alter Kirche finden sich bis heute unerklärliche Rillen, die diesen Brauch still bezeugen. Die Zeitpunkte um Ostern, Weihnachten und die Zwölfer-/Raunächte galten als besonders glücksbringend für dieses Unterfangen. Manche Überlieferungen verweisen noch weiter in die Geschichte zurück; in Südeuropa wurden manchmal spezielle Tonfiguren gebrannt, von denen man dann zu Heilzwecken etwas abschabte und es ins Essen oder unter Salben mischte. [45]

Metall

Meine Oma verwendete das größte Küchenmesser, das sie hatte, wenn wir Kinder uns eine Beule am Kopf geholt hatten. Ich weiß noch, wie ich mich erschrocken habe, weil ich beim ersten Mal dachte, sie wolle die Beule abschneiden. Aber alles war halb so wild, das Messer wurde nur auf die schmerzende Stelle gedrückt und musste dort eine Weile festgehalten werden. Zur Erklärung hieß es, das Messer kühle die Stelle, aber dafür hätten sich viele andere Dinge genauso gut geeignet. Nachdem ich mittlerweile von vielen Zaubertechniken gelesen habe, bei denen ein Messer Krankheiten bannen soll, denke ich, dass es sich um eine ältere Technik handelt, die mit der Zeit von einer rationalen Erklärung überlagert wurde (»es kühlt«).

45 Schmidt, S. 81

Später las ich bei dem Zigeunerforscher Heinrich von Wlislocki[46] eine Überlieferung, die genau dasselbe Vorgehen zeigt und sogar noch mit einem Spruch verbunden ist. Auch damals wurde ein Messer auf die schmerzende Stelle gepresst und dazu (je nach Heftigkeit der Beule) drei-, sieben- oder neunmal der folgende Spruch gesagt:

»Werde, werde, werde weich,
Und verschwinde gleich!
In die Erde sollst du gehen,
Nie soll ich dich wieder sehen!
Messer, Messer, zieh's heraus,
Gib's der Erde über!«

Danach wurde das Messer drei-, sieben- oder neunmal in die Erde gesteckt und wieder herausgezogen. Ob mit oder ohne Spruch: Die Anwendung des Messers hat jedes Mal gewirkt, was vielleicht auch an der Eindrücklichkeit eines großen Küchenmessers liegt, das die Aufmerksamkeit jedes Kindes sofort auf sich zieht. Wobei ich bis heute gerne ein Messer auf Stellen lege, an denen ich mich gestoßen habe, es funktioniert einfach zu gut, und mir ist es egal, ob das nun eine frühkindliche Prägung, Aberglaube oder irgendwie belegbar ist. Es wirkt und das ist das Entscheidende.

Ähnlich funktioniert auch das Auflegen einer Axt, das als eine Art Drohung an den Krankheitsgeist praktiziert wurde. Dafür wird eine (halbwegs stumpfe) Axt flach auf die betroffene Stelle gelegt und bleibt dort ein paar Minuten liegen. In manchen Gegenden gab es den Brauch, bei Nasenbluten eine Messerschneide flach ins Genick zu legen, damit es aufhörte. (Mit einem Schlüsselbund tut man das auch heute noch oft.)

46 Von Wlislocki, *Zauber- und Besprechungsformeln …*, S. 58

Auch Schlüssel kamen im alten Heilglauben vor; bei Wadenkrämpfen sollte man damit über die krampfende Stelle streichen, je älter der verwendete Schlüssel war, desto besser. So mancher Knochenbrecher in Ostfriesland verwendet diese Methode heute noch bei zu behandelnden Pferden, ursprünglich wurde diese weitverbreitete Heilweise aber auch beim Menschen benutzt. Ein anderer Brauch verlangt drei Nägel, die eine erkranke Person voller Wucht einschlagen soll (zum Beispiel in einen Holzblock), um eine Krankheit zu bannen.

Als man das häusliche Feuer noch mit einem Feuerstahl beziehungsweise Feuerschläger angefacht hat, wurde dieser bei Entzündungen aufgelegt, getreu dem alten Glauben, dass ein Mittel, das etwas bewirken kann (in diesem Fall Feuer schlagen), es auch zu nehmen vermag (hier: das Feuer der Entzündung). Der Feuerstahl scheint ein sehr beliebtes Mittel gewesen zu sein, er wurde auch bei Geschwülsten, Brüchen und gegen Kopfschmerzen aufgelegt. Es ist klar, dass man heute mit solchen Beschwerden vernünftigerweise zum Arzt geht, wobei die zusätzliche Anwendung nicht schaden kann. Man bekommt Feuereisen zum Beispiel auf Mittelaltermärkten und übers Internet.

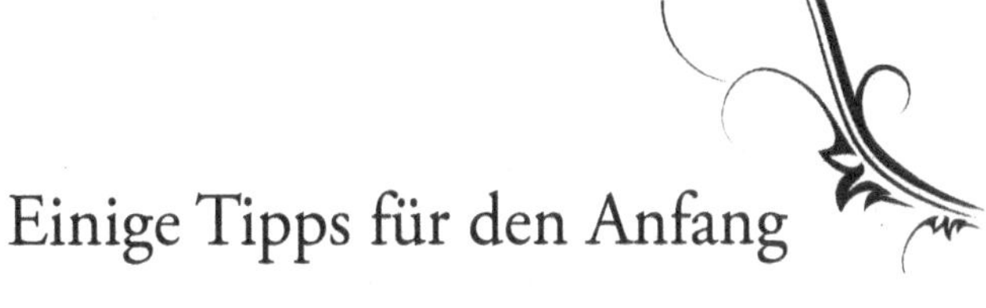

Einige Tipps für den Anfang

Als Grundsatz für jede Heilarbeit gilt: so viel wie nötig, aber so wenig wie möglich. Daran sollte man sich auch bei der magischen Heilarbeit halten, denn Körper, Geist und Seele sollen angestoßen werden, ihre Arbeit selbst zu verrichten, und nicht durch übermäßige Entlastung zusätzlich geschwächt werden. »Use it or lose it.« (Nutze es oder verlier es.) Es geht nicht darum, sich in einen weichen Heilungskokon einzuspinnen, sondern darum, wieder fit zu werden, um im Alltag, so gut es eben möglich ist, bestehen zu können.

Manchmal ist Linderung bereits das erste wichtige Ziel. Nicht alles kann vollständig geheilt werden, auch wenn der Machbarkeitswahn in diesem Bereich schillernde Blüten treibt. Eine befreundete Physiotherapeutin hat für ihre Arbeit ein System entwickelt, das du übernehmen kannst, wenn du magst: Weil manche Patienten mit der Einstellung »Jetzt reparieren Sie mich mal schnell!« an die Sache herangehen und ihren Unmut kundtun, wenn jahrzehntelange Fehlbelastungen nicht in einer Sitzung verschwinden, lässt sie die Patienten auf einer Skala von 1 (richtig mies) bis 10 (ausgezeichnet) einschätzen, wie es ihnen vor der Behandlung geht, und fragt sie nach der Sitzung, an welchem Punkt der Skala sie nun stehen. Das bringt deutlich realistischere Ergebnisse.

Versuche nicht, alle möglichen Methoden zu »sammeln«, sondern arbeite konzentriert mit dem, was dich wirklich weiterbringt, und verfeinere es mit der Zeit. Wir hängen heute oft dem Irrglauben an, dass jeder so viele Methoden wie möglich kennen muss. Die alten Heilerinnen und Heiler haben das ganz anders gesehen und hatten ihre Steckenpferde, aber es gab auch Bereiche, in denen sie an andere verwiesen haben, weil das einfach nicht ihr Fachgebiet war. Anders gesagt: Sie kannten ihre Grenzen und wussten, dass es normal ist, Grenzen zu haben.

Solltest du es genauso halten, heißt das nicht, dass du eine schlechte Heilerin wärst. Wenn du etwas richtig gut kannst und sattelfest darin bist, ist das doch tausendmal mehr wert, als wenn du von zwanzig Anwendungen ein bisschen was weißt. Da spielt auch die Psychologie hinein: Wenn du jemandem hilfst und genau weißt, was du tust, nimmt dich dein Gegenüber ganz anders wahr, als wenn du unsicher wirkst. Das gilt natürlich auch für dich selbst, denn dir selbst kannst du nichts vormachen.

Fange in der heilenden Arbeit bloß nicht mit irgendwelchen Eitelkeiten an, indem du dich überschätzt, weil du eine gute Figur machen willst. Bleibe beherzt, aber bescheiden, lass dich nicht auf ein Podest stellen oder unter Druck setzen, auch wenn du für manche Sachen ein gutes Händchen hast. Das ist auch wichtig, weil man sich sonst selbst leicht unter Druck setzt, nach dem Motto: Das hat bis jetzt immer geklappt, hoffentlich gelingt es auch diesmal.

Mit der Zeit wirst du intuitiv wissen, wie du vorgehen willst. Überlege dir, wen und was du einbeziehen willst, und respektiere dabei deine persönlichen Vorlieben; du musst nicht mit allem gleich gut können. Nicht jeder mag Pflanzen, Steine oder möchte die Hände auflegen. Finde deinen eigenen Weg.

Als kleine Hilfe für den Einstieg habe ich dir eine kleine Liste mit Fragen zusammengestellt.

- Welche spirituelle Kraft/Wesenheit möchte ich mit ins Boot holen? Oder verzichte ich darauf erst einmal?
- Gibt es bestimmte Steine, die ich verwenden will?
- Sollen Pflanzen eine Rolle spielen, und wenn ja: welche und in welcher Form?
- Möchte ich einen Spruch verwenden?
- Will ich die Hände auflegen oder im direkten Kontakt (pusten, streichen oder dergleichen) arbeiten?
- Möchte ich eher magisch mit Symbolen und Kerzen arbeiten?
- Soll die Natur draußen mit einbezogen werden, zum Beispiel, indem ich an Flüssen, Bäumen oder auch besonderen Orten Symbole für die Krankheit ablege oder Beschwerden magisch übergebe?
- Möchte ich die Wochentage und den Mondstand mit einbeziehen?

Wenn du unsicher bist, halte dich an die Formel: Weniger ist mehr. Es hilft nicht besser, wenn man mehrere Methoden »anhäuft«, es zählt nur, dass du wirklich etwas dabei spürst und anhand der Ergebnisse siehst: Da geht etwas voran, das ist mein Weg. Erwarte nicht, dass das im Handumdrehen passiert. Viele sind sehr ungeduldig, ich sage es einmal etwas überspitzt: Sie wollen ein Buch lesen und danach ein guter Heiler oder eine gute Heilerin sein. So schön die Vorstellung ist … aber wie soll das gehen? Erfahrungen kann man nicht lernen, man kann sie nur machen. Und das braucht Zeit, Geduld und Hingabe.

Nehmen wir einmal an, du arbeitest mit einem Spruch und hast Erfolg damit. Dann hast du eine ganz wichtige Erfahrung gemacht, nämlich die, dass er wirken kann.

Dann stehst du doch schon ganz anders da als vorher, als es dir zwar ein Buch versprochen hatte, du aber noch im Zweifel warst, ob so etwas wirklich möglich ist. Dann gehst du den Weg weiter, probierst andere Sprüche aus, stellst mit der Zeit fest, welche Bereiche dir liegen und mit welchen Fragen du ins Leere zu sprechen scheinst. Du lernst die Gaben und Geschenke kennen, die dir gegeben wurden, und ganz sicher wird es dabei zu Überraschungen kommen. Man geht seinen Weg schließlich im Leben und nicht in einem Buch. Deine innere Führung wird aktiv werden, der Funke, den jeder von uns in sich trägt, und sie wird anfangen, dir die Bälle zuzuspielen, die du für deine Weiterentwicklung brauchst.

Die Nüsse, die es zu knacken gilt, damit man vorankommt und etwas lernt, sind mitunter sehr hart.

Wirf aber die Flinte nie zu früh ins Korn, sondern gestatte dir, geistesgegenwärtig und geduldig zu sein. Viele Leute werden nervös, wenn sie etwas nicht sofort auf die Reihe bekommen, und verwerfen dann das ganze Thema. Bleibe lieber aufmerksam und schau dir an, ob du nicht etwas daraus lernen kannst. Solche Stolpersteine sind oft wie Prüfungen und als Dankeschön geht hinterher eine Tür auf. Manchmal ist die Zeit auch noch nicht reif, deshalb läuft dir die Sache aber nicht weg. Wenn ein Thema für deinen Weg wirklich wichtig ist, wenn es so etwas wie deine Bestimmung ist, dann wird es wiederkommen. Vielleicht kannst du nicht gleich etwas damit anfangen, vielleicht wird es Wochen, Monate oder Jahre dauern. Solche Themen sind wie in der Erde schlummernde Samen: Wenn die äußeren Bedingungen stimmen, werden sie eines Tages keimen und sprießen. Dir läuft nichts weg. Was wirklich wichtig ist, ruht bereits in dir, es kann nicht vergessen oder übersehen werden, weil es ganz von selbst zum Leben erwacht, wenn die Zeit gekommen ist.

Falls du für andere arbeiten möchtest, beachte und respektiere deren Vorlieben und Lebensumstände. Da hängt vieles an der Vertrautheit, die man zueinander hat. Als Beispiel sei von einem Mann erzählt, der es ganz fürchterlich fand, als ihm ein

Heiler die Hände auflegte. Für ihn fühlte sich das unangenehm an, er hatte aber nicht den Mut, etwas zu sagen, weil er dachte, so müsse das eben sein.

So etwas kann nur passieren, wenn man vorher nicht klar über die Erwartungen und den Ablauf der Behandlung gesprochen hat; zudem war offenbar auch während der Sitzung kein Raum dafür. Offene Kommunikation ist an dieser Stelle entscheidend: Was wird erwartet? Was soll gemacht werden? Ist das für beide Seiten in Ordnung?

Fernheilung

Wer denkt, das Thema Fernheilung wäre eine moderne Erscheinung, der irrt. Auch früher waren Fernheilungen üblich, nämlich wenn ein Patient zu schwach war, den Weg zur Heilerin anzutreten, und deshalb Verwandte oder Freunde zu ihr gingen, um Hilfe für die erkrankte Person zu erbitten. Meist hatten sie ein paar Haare, abgeschnittene Nägel und Ähnliches dabei, damit die Heilarbeit passgenau auf den Patienten zugeschnitten werden konnte. Heute sind vor allem Fotos gebräuchlich.

Das bringt natürlich auch eine sensible Frage mit sich: was tun, wenn für eine erkrankte Person um Hilfe gebeten wird, ohne dass sie etwas davon weiß? Was macht man etwa mit der besorgten Mutter, die möchte, dass für ihre Tochter gearbeitet wird, welche alternative Heilweisen jedoch ablehnt und das, was ihre Mutter da vorhat, als lächerlichen Hokuspokus abtun würde? Oder was macht man, wenn jemand aus gesundheitlichen Gründen nicht ansprechbar ist und deshalb gar nicht gefragt werden kann?

Das wird ganz unterschiedlich gehandhabt. Manche Heilerinnen oder Heiler lehnen so etwas rundweg ab, andere haben überhaupt kein Problem damit und helfen gerne.

Früher herrschte die Auffassung: Wenn die Krankheit schlecht ist, muss sie weg. Heute dagegen kommen wir schnell ins Grübeln, ob einem Patienten die Krankheit vielleicht als Warnschuss dient und ihm hilft, sein Verhalten zu ändern. (Ich rede hier nicht von »Karma« beziehungsweise dem, was manche darunter verstehen, oder von Schuld, sondern davon, dass jemandem ein Licht aufgeht.) Wenn man da mitten hinein arbeitet und die Krankheit sich dadurch verkürzt, hat man demjenigen vielleicht einen wichtigen Erkenntnisprozess verbaut.

Wie ich schon in *Magie leben* geschrieben habe, finde ich, dass man durchaus für diesen Patienten arbeiten kann, allerdings ohne festzulegen, welchen Weg die Energie genau einschlagen soll. Das ist bildlich gesprochen so, als würdest du ein Energiedepot für jemanden anlegen und das Unbewusste der Person kann dann selbst entscheiden, ob und wie es die Energie annimmt.

Für Fernheilungen braucht man eine Verbindung zur betroffenen Person, zum Beispiel über den Namen und das Geburtsdatum, aber auch Haare, Nägel, getragene Kleidung, Schriftproben und vieles mehr sind denkbar. Ideal ist natürlich ein Foto, und zwar am besten ein Ganzkörperfoto. Darauf sollte die betroffene Stelle zu sehen sein; wenn also zum Beispiel jemand ein Rückenleiden hat, ist ein Foto der Rückseite empfehlenswert. Selbstverständlich kann man auf den Fotos ganz normal bekleidet sein, es geht einfach nur darum, dass die Person von Kopf bis Fuß sichtbar ist und der betroffene Bereich ebenfalls im Bild ist.

Zum Schluss noch ein alter Büchersegen.

Diebstahl war in alten Zeiten ein verbreitetes Problem (Türen mit Sicherheitsschlössern gab es noch nicht), dem man mit sogenannten Diebessegen vorbeugen wollte, sodass Heilerinnen und Heiler nicht selten auch als Diebesbanner aktiv waren:

»Dieses Buch ist mir lieb,
Wer es stiehlt, der ist ein Dieb.
Es sei Herr oder Knecht,
Der Galgen ist sein Recht.
Kommt er an ein Haus,
Jagt man ihn hinaus.
Kommt er an einen Graben,
So fressen ihn die Raben.
Kommt er an einen Stein,
So bricht er Hals und Bein.«

ANHANG

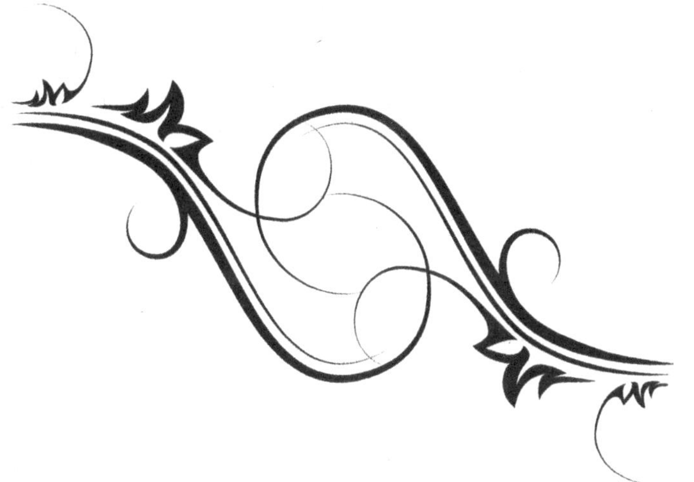

Sympathie, Antipathie und Magnetismus

Sympathie war – und ist in manchen ländlichen Gegenden bis heute – nur ein anderes Wort für Magie. Es gab daher auch Begriffe wie weiße Sympathie und schwarze Sympathie (an deren Stelle wir heute weiße oder schwarze Magie sagen würden).

Der Sympathieglaube geht von der grundsätzlichen Annahme aus, dass alles eine Seele beziehungsweise eine bestimmte Art von Schwingung besitzt und sich daher bestimmte Dinge aufgrund ähnlicher Schwingungen sympathisch, also vertraut, sind. Somit wirkt zum Beispiel eine erwärmende Pflanze wie der Ingwer ausgezeichnet bei fiebrigen Erkältungen, weil dabei Feuer mit Feuer bekämpft wird.

Antipathie ist in der Volksmedizin das Heilen durch Gegenteiliges, zum Beispiel wenn gegen die fiebrige Erkältung eine kühlende Pflanze wie Eukalyptus oder Minze zum Einsatz kommt. Es geht dabei also um die Neutralisierung, die eintritt, wenn zwei unterschiedliche Einflüsse aufeinander einwirken und dadurch ein Gleichgewicht erreicht wird. Aus heiß und kalt wird angenehm lauwarm.

Beide Prinzipien werden in der Volksmagie gleichberechtigt verwendet, es gibt keine pauschalen Faustformeln, welche Variante in welchem Fall anzuwenden wäre. Überhaupt findet man in der Heilkunst der einfachen Leute kaum pauschale Aussagen nach dem Motto: Gegen Krankheit A musst du Heilmittel a, b oder c anwenden.

Manche Leser/-innen werden in diesem Buch vielleicht nach festen Formeln oder einem Schema F suchen, um alles genau nach Rezept machen zu können. Euch muss ich enttäuschen, denn solche pauschale Formeln gibt es in der Volksheilkunde einfach nicht.

Dieses mechanische Denken kam erst viel später auf. Die alte Medizin sieht den Menschen als Ganzes, aber auch als Unikat. Damit ist klar, dass vor allem Erfahrung und Einfühlungsvermögen benötigt werden, um das richtige Heilmittel zu finden. Beides kann – manchmal schneller, manchmal etwas langsamer – erworben werden. Letztendlich ist das auch noch in der modernen Heilkunde so, nur dass dort öfter herumprobiert wird, statt die Intuition zu nutzen. Wenn ein Patient auf ein Medikament nicht anspricht, bekommt er ein anderes, bis es irgendwann (hoffentlich) passt.

Magnetismus ist die dem Menschen innewohnende Heilkraft, die wir heute als Energie und Aura bezeichnen. In der Volksheilkunde hat dieser Begriff nichts mit dem physikalischen Phänomen des Magnetismus zu tun und auch nichts mit Magnetarmbändern und all diesen Dingen. Wobei der Magnetismus (genau wie unser heutiger Energiebegriff) nicht nur die Heilkraft, sondern auch die Grundenergie eines Menschen bezeichnet, also seine Stärke, seine Ausstrahlung und Zentriertheit in der eigenen Kraft.

Magnetismus ist zudem ein Überbegriff für Techniken wie das Handauflegen und alle anderen Anwendungen, bei denen man heilsame Energie in den Körper des Patienten fließen lässt, was heute oft als Energiearbeit bezeichnet wird, da haben sich nur die Begriffe geändert.

Bei volkstümlichen Ausdrücken kommt es oft zu Bedeutungsverschiebungen. Wenn man es grob umreißen möchte, dann sind Sympathie und Antipathie das Heilen durch Magie, Pflanzen, Steine und Sprüche, während der Magnetismus darauf beruht, dass Energien vom Heiler zum Patienten fließen. Beides kommt oft gleichzeitig zum Einsatz, denn zum Beispiel auch eine reine Kräuterheilerin wird natürlich mit ihren Patienten sprechen, wobei automatisch ein Energieaustausch zwischen den beiden entsteht.

Alte Bezeichnungen für Krankheiten und Beschwerden

In früheren Zeiten hatten Krankheiten beziehungsweise Symptome bestimmte Namen, und manches, was heutzutage als Symptom gilt, wurde als eigenständige Krankheit angesehen, zum Beispiel Fieber. Dazu gesellen sich dann noch regionale Unterschiede, Mundarten und Begrifflichkeiten, sodass mit einem Wort je nach Landstrich ganz unterschiedliche Dinge gemeint sein können. Die folgende alphabetisch geordnete Liste bildet einen ersten Anhaltspunkt der jeweiligen Bedeutung, was für eigene Recherchen zu den Sprüchen hilfreich sein kann.

Zudem waren die Ursachen vieler Krankheiten nicht bekannt, sodass sie nicht immer unterschieden wurden. »Rose« konnte beispielsweise sowohl Gürtelrose als auch Hautentzündungen ganz allgemein bedeuten. Oder unter Auszehrung fasste man sämtliche Erkrankungen zusammen, bei denen der Patient an Gewicht verlor, egal ob die Ursache Krebs oder ein Infekt war. Das ist also ein völlig anderer Ansatz, der darauf beruhte, dass Krankheiten vor allem nach ihren Symptomen beurteilt wurden.

Albschoss/Geschoss – Hexenschuss und alle plötzlich auftretenden Schmerzzustände mit begrenzter Ausstrahlung, die sich anfühlen, als hätte einen an der Stelle etwas getroffen (nämlich der Pfeil der bösen Alben, also Elfen). Das Wort war auch für Rheuma gebräuchlich.

Alp – (nächtliche) Angstzustände, Schlafparalyse und Albträume.

Aussatz – sämtliche deutlich sichtbaren Hauterkrankungen.

Auszehrung/Atzmann/Darre/Schweine/Schwindsucht – alle Krankheiten, die mit Abmagerung und Verfall einhergehen.

Bangigkeit – Krämpfe aller Art, auch krampfartige Hustenanfälle und dergleichen.

Beschreiung – Krankheiten, die auf Neid und den bösen Blick zurückgeführt werden. In manchen Gegenden gilt Beschreien bis heute als eigentliche Ursache jeder Krankheit; dahinter steht der Gedanke, dass diese giftigen Gedankenpfeile den Körper anfällig machen, indem sie das Gleichgewicht eines Menschen durcheinanderbringen. Wir würden das heute als durch einen starken äußeren Reiz (Schreck) geschwächte Abwehrkraft betrachten. Doch auch zu viel Bewunderung (also das andere Extrem) kann dazu führen, dass die Balance nicht mehr stimmt, weshalb man früher Babys und kleine Kinder in vielen Gegenden nie allzu überschwänglich bewundert hat.

Bräune – Diphtherie.

Brand – alle schmerzhaften »heißen« Krankheiten, die mit Fieber einhergehen oder entzündlich sind.

Brand, kalter – Absterben von Gewebe, Nekrose.

Flechten – Schuppenflechte, Neurodermitis.

Fraisen – Krampfanfälle (besonders bei Kindern), Epilepsie, auch: Tobsuchtsanfälle.

Geschwulst/Geschwür/Gewächs – Krebserkrankungen, aber auch größere Hautentzündungen sowie Warzen und Hühneraugen, Kropferkrankungen und Überbeine (also alles, was unnatürlich aufgeschwollen erscheint), schlecht verheilte Wunden, offenes Bein.

Gicht – allgemeiner Begriff für Gelenkschmerzen, Rheuma.

Hartspann – Verspannungen.

Knarrband, Knirrband – Sehnenscheidenentzündung, Gelenkschmerzen, die mit knackenden Geräuschen einhergehen.

Raude/Räude – Hautkrankheiten.

Rose – Gürtelrose, Rotlauf, Hautentzündungen aller Art.

Rotlauf – eine Hauterkrankung, die mit stark geröteten Hautstellen einhergeht, heute medizinisch als Erysipel bekannt. Der Begriff wurde im Volksmund aber auch für die Gürtelrose, Hautausschläge, Neurodermitis, Akne und vieles mehr verwendet, also für Hauterkrankungen, die »heiß« und entzündlich sind.

Schlag/Schlagfluss – Schlaganfall.

Wurm – mit Würmern waren sowohl reale Wurmerkrankungen als auch Erkrankungen aufgrund von »Krankheitswürmern«

gemeint, wobei nicht klar ist, inwieweit das in alten Zeiten auseinandergehalten wurde. Würmer zehren grundsätzlich an der Substanz des Menschen – egal, ob greifbar oder als immaterieller Energieräuber. Manchmal wurden auch Geschwüre (zum Beispiel am Bart oder an den Kopfhaaren, dann dachte man sich den Haarwurm als Verursacher) oder zahnmedizinische Erkrankungen (Zahnwurm) als Wurmkrankheiten betrachtet. Würmer waren oft gleichbedeutend mit Krankheitsgeistern, was auf die schamanischen Wurzeln dieser Vorstellung verweist.

Dank

Ich möchte all jenen danken, die ihr Wissen teilen und es damit am Leben erhalten. Geheimniskrämerei nutzt dem Einzelnen, geteiltes Wissen nutzt allen.

Ferner gilt mein herzlicher Dank all den Menschen und Spirits, die mir beigebracht haben, nach vorne zu schauen.

Verwendete Literatur und Empfehlungen zum Weiterlesen

Arrowsmith, Nancy: *Die Welt der Naturgeister*, Eichborn Verlag, 1994

Atkinson-Scarter, Dr. H.: *Sympathiemagie und Zaubermedizin*, Verlag Richard Schikowski, 1960

Bauereiß, Erwin: *Heimische Pflanzen der Götter*, Raymond Martin Verlag, 1995

Bitter, Wilhelm: *Magie und Wunder in der Heilkunde*, Klett Verlag, 1959

Brooke, Elisabeth: *Von Salbei, Klee und Löwenzahn*, Bauer Verlag, 1997

Bühring, Martina: *Heiler und Heilen*, Reimer Verlag, 1993

Derlon, Pierre: *Die geheime Heilkunst der Zigeuner*, Goldmann Verlag, 1978

ders.: *Heiler und Hexer*, Sphinx Verlag, 1984

Detterbeck, Pius: *Die Wirkung der Heilkräuter auf die wichtigsten Organe des Menschen*, Kräuterhaus Hamburg, o.J.

Edenheiser, Iris: *Kallawaya – Heilkunst in den Anden*, Grassi Museum für Völkerkunde, 2010

Favret-Saada, Jeanne: *Die Wörter, der Zauber, der Tod*, edition suhrkamp, 1979
Fehrle, Eugen: *Zauber und Segen*, Eugen Diederichs Verlag, 1926
Fillipetti, Hervé/Troterau, Janine: *Zauber, Riten und Symbole*, Hermann Bauer Verlag, 1992
Frazer, James George: *Der Goldene Zweig. Eine Studie über Magie und Religion, Bd. 1 und 2*, Ullstein Verlag, 1977
Frischbier, Hermann: *Hexenspruch und Zauberbann*, Verlag Enslin, 1870

Gaßner, Franz: *Brauchtum und Aberglaube aus dem Brandenberg*, Tiroler Heimatblätter, 1936
Gessmann, G.W.: *Die Pflanze im Zauberglauben*, Verlag J.J.Couvreur, o.J.
Golowin, Sergius: *Das Reich des Schamanen*, Goldmann Verlag, 1989

Hampp, Irmgard: *Beschwörung Segen Gebet*, Silberburg Verlag, 1961
Hanf, Walter: *Dörfliche Heiler, Gesundbeten und Laienmedizin in der Eifel*, Greven Verlag, 2009
Höfler, Max: *Wald- und Baumkult in Beziehung zur Volksmedizin Oberbayerns*, Nabu Press, Reprint von 1923

Kindred, Glennie: *Herbal Healers*, Wooden Books, 1999
Köstler, Gisela: *Wurzelsepp und Kräuterweibl*, Verlag Kremayr & Scheriau, 1981
dies.: *Geheimnis und Zauber im Alpenland*, Verlag Styria, 1980
Kronfeld, Dr. Moritz: *Zauberpflanzen und Amulette*, Verlag Moritz Perles, 1898

Liek, Erwin: *Das Wunder in der Heilkunde*, Lehmanns Verlag, 1940

Lommersdorfer Chronik, herausgegeben und überarbeitet von Luppertz, Paul, und Albert Spülbeck, Sebstverlag o.O. 2. Aufl. 1999

Marinova, Marina: *Magie und Heilkraft der Kräuter*, Verlag die Silberschnur, 2004

Nemec, Helmut: *Zauberzeichen*, Schroll Verlag, 1976

Nitz, Dido: *Kräuterzauber*, ars edition 2012

Paine, Sheila: *Amulette*, AT Verlag, 2004

Parrinder, Geoffrey: *West African Religion*, Epworth Press, 1949

Petzold, Leander: *Kleines Lexikon der Dämonen und Elementargeister*, Verlag C.H.Beck, 1995

Rudolph, Ebermut: *Die geheimnisvollen Ärzte*, Walter Verlag, 1977

Ruff, Margarethe: *Zauberpraktiken als Lebenshilfe*, Campus Verlag, 2003

Scherf, Getrud: *Zauberpflanzen Hexenkräuter*, BLV 2003

Schmelz, Bernd: *Hexerei, Magie und Volksmedizin*, Holos Verlag, 1997

Schmidt, Ingrid: *Orakel, Hexen, Heilmagie auf der Insel Rügen*, Hinstorff Verlag, 2004

Schöpf, Hans: *Zauberkräuter*, Akademische Druck- u. Verlagsanstalt, 1986

Seligmann, Dr. S.: *Die Zauberkraft des Auges und das Berufen*, Verlag J.Couvreur, 1921

Speckmann, Hermann: *Besprechen im Oldenburger Land*, Isensee Verlag, 2008

Strackerjan, Ludwig: *Aberglaube und Sagen aus dem Herzogthum Oldenburg*, Band 1+2, Verlag Gerhard Stalling, 1867

Tenhaeff, Wilhelm: *Aussergewöhnliche Heilkräfte*, Walter Verlag, 1957

Thenius, Erich: *Fossilien im Volksglauben und im Alltag*, Verlag Waldemar Kramer, 1996

Treben, Maria: *Gesundheit aus der Apotheke Gottes*, Ennsthaler Verlag, 1995

Tscharner, Gisula/Knieriemen, Heinz: *Hexentrank und Wiesenschmaus*, AT Verlag, 2002

Tschinag, Galsan: *Der singende Fels: Schamanismus, Heilkunde, Wissenschaft*, Unionsverlag, 2010

Unger, Franz Xaver: *Die Pflanze als Zaubermittel*, Verlag des Antiquariats Feucht, 1979, Reprint von 1858

Wagner, Johanna: *Ein Füllhorn göttlicher Kraft*, Verlag Clemens Zerling, 1992

Wlislocki, Heinrich von: Aus dem inneren Leben der Zigeuner, Verlag Emil Felber, 1892

ders.: Volksglaube und religiöser Brauch der Zigeuner, Verlag der Aschendorffschen Buchhandlung, 1891

ders.: Zauber- und Besprechungsformeln der transsilvanischen und südungarischen Zigeuner, The British Library, 2010

6. *und 7. Buch Mosis*, Karin Kramer Verlag Berlin, 2004, Reprint von 1930. (Über die Mosis- oder auch Mose-Bücher gibt es zahlreiche Gruselgeschichten, dabei sind sie das, was man heutzutage als magische Hausväterliteratur bezeichnet: Sammlungen von Zaubersprüchen und -rezepten gegen so

ziemlich jedes Problem der damaligen Zeit, das Meiste ist heute historisch zu betrachten.)